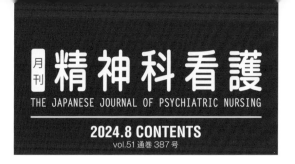

月刊 精神科看護

THE JAPANESE JOURNAL OF PSYCHIATRIC NURSING

2024.8 CONTENTS
vol.51 通巻387号

JN091264

特集

精神科病院における緊急時の対応

精神科病院における緊急時の対応

◉ **一次救命処置（BLS）の基本と自殺企図発見時の実践**

心肺停止の状態にある患者さんを発見した！　そんなときにはどうするか。一次救命処置の流れと，観察すべき内容をおさらいしていきます。

◉ **自殺に遭遇したスタッフの心の動きとケア**

患者さんの自殺が発生すると，スタッフなどの周囲の人々にも大きな動揺をもたらします。そうなる前に，日ごろからの学び，環境を大切にしましょう。

◉ **精神科看護における患者の状態変化に対応する**

「何か変だな」「何かおかしいな」という違和感の見過ごしは重大な結果をもたらすかもしれません。そんなときにはINARS（看護急変回避）の枠組みを意識したかかわりを。

特集にあたって

◉編集部

　「患者さんの様子がいつもと違う」「患者さんが倒れている！」という状況に出くわしたとき，どれほど緊張感が高まるか，考えただけでも胸が痛くなりそうですよね。ナースステーションで「今日は落ち着いているね」と口に出してしまうと何かが起きる……というのは「看護師あるある」でしょう。しかし，医療現場に勤める以上，不測の事態にも対応していく力が求められます。

　本特集においては"精神科病院における緊急時"として，患者さんの「自殺」と「急変」に焦点をあててその実践とポイントをご紹介していきます。冒頭では，心肺停止状態にある患者さんを発見した際の一次救命処置についての記事を掲載しました。CPRから必要な観察という基本のことをあらためておさらいする気持ちで，ご覧いただきたいと思います。次は，自殺事故が発生した際のスタッフの心についての記事です。処置の仕方ももちろん大切ですが，スタッフの心のケアにも留意する必要があります。日ごろから準備，環境づくりが結果として自殺予防にもつながります。最後にINARS（看護急変回避）の枠組みで，急変時どのように対応していくかを考えていきます。

　緊急時には焦らないようにするとはいっても，いざ事態が起きてしまうとそう言ってはいられなくなります。事態の予防はもちろん，対応方法を学ぶことが何より大切になるでしょう。

一次救命処置（BLS）の基本と自殺企図発見時の実践

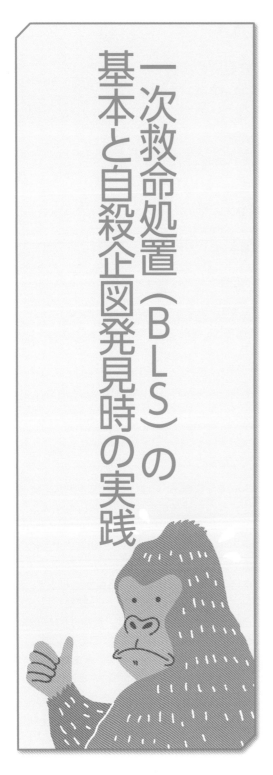

執筆者

大崎市民病院（宮城県大崎市）
救急看護認定看護師
大和田幸恵 おおわだ ゆきえ

　急変時の対応について，心肺停止で発見される場合，ショックで発見される場合，意識障害で発見される場合さまざまな状況があると思います。今回ははじめに心肺停止時の対応として一次救命処置（basic life support：BLS）について流れの説明，次に患者さんと接した際にどのような順番で，どのような内容を観察していくのかの説明をしたいと思います。

一次救命処置：BLSについて

　BLSの流れは，倒れている人を発見したら，①周囲の安全の確認，②倒れている人の反応の確認，③応援要請，④呼吸・脈拍の確認，⑤心肺蘇生（Cardiopulmonary Resuscitation：以下，CPR）開始の順番で行います。自動体外式除細動器（Automated External Defibrillator：以下，AED）が到着したら装着しAEDの音声にしたがって，ALS（advanced life support）チームへ引き継ぐ，または自己心拍が再開するまでCPRを続けましょう。ALSチームは，高度な緊急治療（確実な気道確保，除細動，薬剤投与，ショックの治療など）を行います。

1）周囲の安全の確認

　医療者および患者さんにとって現場が安全で

あるかを確認します。加えて急変時は一刻を争いますが，感染対策も心がけましょう。

2) 倒れている人の反応の確認

患者さんへ声かけを行います。反応がなかった場合，両肩をたたき刺激を与えながら再度声をかけます（図1）。BLS講習などでは反応を確認する際に「肩を叩き確認する」とあり，「両肩を叩きましょう」とは記載されていません。しかし，倒れた原因によって片方では反応ができない可能性があります。なぜなら脳血管障害を発症した場合，片麻痺が出現している可能性があるからです。麻痺側を刺激しても患者さんは反応できません。そういった可能性を踏まえ，両側を刺激して患者さんの反応を確認します。また，外傷が原因の場合も考え頸椎保護の観点から体を揺さぶることはしないようにしましょう。

3) 応援要請

大きな声で応援を呼びましょう。病室ではナースコールで呼び，決して患者さんのそばを離れてはいけません。ただしナースコールもない，声が届かない場所で，離れないと応援が呼べない場合は，応援要請を行った後で速やかに患者さんのところに戻りましょう。応援を呼ぶ際に気をつけることは，「緊急であること」「何をしてほしいのか」を簡潔に伝えることです。「救急カートを持ってきて」「AEDを持ってきて」「応援を呼んできて」など必要な物品，対応を明確に伝えましょう。

また，応援要請を受けた側はどのように動くのかを日ごろから知っておくとスムーズに対応できます。急変時のフローや，必要なものは何

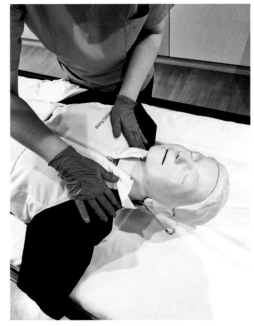

図1　反応の確認

か，各施設で救急カートやAED，モニターはどこにあるのかなど知っておくとよいですね。

4) 呼吸・脈拍の確認

応援が駆けつけるまで患者さんの観察を継続し，必要時対応を行います。BLSアルゴリズムでは，10秒以内に呼吸，頸動脈の拍動を確認するとしています[1]。10秒以内ですからとても短い時間で判断しなければいけません，この段階では，呼吸の有無を観察するのに気道確保は行わず，胸と腹部の動きに注視し迅速に評価することとされています。脈拍の有無の評価は頸動脈で行います。10秒経っても判断に迷う場合には心停止とみなして直ちにCPRを開始します。頸動脈の触知場所は2本または3本の指で患者さんの気管の位置を確認し，確認できたら指を気管と側頸部の間にある溝に滑り込ませた場所

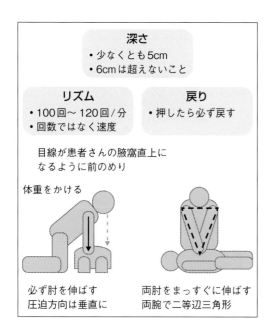

深さ
- 少なくとも5cm
- 6cmは超えないこと

リズム
- 100回〜120回/分
- 回数ではなく速度

戻り
- 押したら必ず戻す

目線が患者さんの腋窩直上に
なるように前のめり

体重をかける

必ず肘を伸ばす
圧迫方向は垂直に

両肘をまっすぐに伸ばす
両腕で二等辺三角形

図2　胸骨圧迫の姿勢

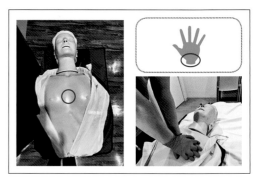

図3　胸骨圧迫の位置

です。呼吸・脈拍が確認できた場合は応援が駆けつけるまで観察を継続します。

5) CPR開始

　胸骨圧迫から開始します。人工呼吸用のデバイスが準備できるまでは胸骨圧迫のみのCPRを継続します。

　胸骨圧迫はまず，患者さんの横に位置します。下を向いたときに目線が患者さんの腋窩直上になるまで前のめりになりましょう。両腕をまっすぐに伸ばし，二等辺三角形をつくります（図2）。両手を重ね，下の手の手根部を患者さんの胸骨の下半分の位置にあてます。（腕で押すのではなく）垂直に体重を乗せて圧迫します（図3）。1分間に100回から120回の速度，5cmの深さで，6cmを超えない深さで胸骨圧迫を行います。このときに重要なことは押したら戻すことです。圧迫を行うごとに必ず胸郭を完全に元の位置に

戻しましょう。私たちの心臓は収縮と拡張をくり返して血液を循環させています。胸骨圧迫はその代わりです。「押したら完全に元に戻す」を意識してください。そして戻すときに患者さんと自分の手が離れないようにしましょう。

　応援が到着したら胸骨圧迫と人工呼吸を30：2（胸骨圧迫30回に対して人工呼吸を2回）で行います。リズムや深さは急に実施することが難しいです。私自身の経験でいうと最初は意識しても，夢中になってリズムが速くなることが多々ありますし，胸骨圧迫はとても体力を消耗するので続けているうちに押す深さが浅くなってきてしまいます。1人が行うのではなく，可能であればできるだけ人を集められるとよいと思います。交代しながらCPRを継続しましょう。交代の目安は先の30：2を1サイクルとして5サイクル，または2分ごととされていますが，先述のとおり胸骨圧迫は体力を消耗します。疲れたらすぐに交代しましょう。AEDが到着するまでは脈拍を確認することなくCPRを継続します。AEDが到着したら速やかに装着し音声ガイドに従いましょう。製造業者やモデルによって異なりますので自施設のAEDはどのように使用するのか確認しておくとよいと思います。

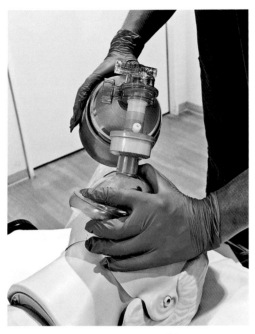

図4　ECクランプ法

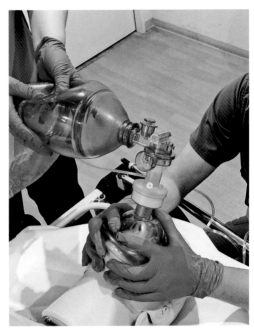

図5　両手ECクランプ法

　バックバルブマスク（以下，BVM）での換気にはECクランプ法と2人で行う両手ECクランプ法があります。EC法は母指と示指がCの形になるようにし，中指，薬指，小指がEの形になるように下顎にかけて挙上させます（図4）。この方法ですと手が小さい方は上手にフィッティングさせることが難しいと思います。その際は2人で換気を行う両手ECクランプ法を行いましょう。1人はBVMを持ち，もう1人が両手でECクランプ法を行います（図5）。

　BVMで換気する際には，1秒かけて押すこと，胸郭が上がるのを確認しましょう。胸骨圧迫を中断する時間は最小限とし2回換気したら胸骨圧迫を再開します。胸郭があがるのを確認できないからと言って確認できるまで何回も換気を行うとその分，胸骨圧迫の中断時間が長くなってしまいますので注意しましょう。

救急救命処置が必要な場面と遭遇時焦らないためには

　急変時にどのような観察方法，対応が必要なのか知り，イメージできること，準備できることが大切です

1）患者さんの観察はABCDEの順に行う

　ABCDEとは，A気道（Airway），B呼吸（Breathing），C循環（Circulation），D意識（Disability），E脱衣と外表・体温管理（Exposure）の順番をいいます。なぜABCDEの順番なのかというと，私たちの身体には酸素が必要不可欠だからです。酸素があることで生きていくために必要なエネルギーを産生し，生命を維持しています。酸素供給がうまくいかないとき，生命

は脅かされます。私たちは大気中の酸素を口からとりこみ気道を通り（A），肺でガス交換（B）が行われ血液中に取り込みます。心臓によって全身に行きわたり（C）各細胞でエネルギー産生が行われます。脳の働き（D）にも酸素が重要です。このどこかが障害されると酸素供給が絶たれてしまいます。

たとえば，Aの異常として，気道が閉塞，狭窄している場合，酸素が体内に取り込めなくなります。肺や心臓が正常でも酸素が取り込まれないことでエネルギー産生ができず障害が起きてしまいます。Bの異常があると，気道を通り酸素が取り込まれてもガス交換が正常に行われず，全身に酸素をいきわたらせることはできません。Cの異常では血液中に酸素が取り込まれたとしても血液を循環できなければ全身に酸素はいきわたりません。Dの異常で呼吸中枢が障害されることで正常な呼吸ができなくなります。そうすると酸素を取り込むことが難しくなり，全体に障害を与えてしまいます。気道，呼吸，循環，意識の異常は緊急度が高い状態であると言え，ABCDに異常が認められた場合はまず呼吸・循環・意識の安定化をはかります。

2）観察方法

観察には迅速評価，一次評価（ABCDE評価），二次評価があります。迅速評価では患者さんと接した際に数秒間で患者さんの全体的な状態を目で見て，耳で聴いて，手で触って評価します（表1）。

一次評価は，先のABCDEを評価することで，医療器具を使用してバイタルサインも含めて評価し，ABCの安定をはかります（表2）。二次評価ではABCが安定した後に頭からつま先まで系統的に診察と原因検索，精査を行っていきます。

図6は，患者さんと接した際に見ていく項目を簡潔に表したものになります。今回バイタルサインについて載せませんでしたが，バイタルサインの測定ができる状況では測定していただくとよいと思います。患者さんの急変は内因性のものだけではなく外傷によるものもあります。全身を観察するように心がけましょう。動脈性の出血があった際には用手的に圧迫止血することが必要となる場合もあります。

3）患者対応の実際

患者さんの急変時の対応は，基本的にはBLSや気道，呼吸，循環，意識の観察評価と対応になります。「何時に発見し，どのような状況だったのか」「何時にどのような処置をしたのか」「何時に患者の状態はどうだったのか」など，そのときの状況や処置の記録も重要です。

異常死の際は警察が介入し死因の特定を行わなければならないため，現場保存や自殺に関連したものは保管する必要があります。しかし，もっとも優先されるべきは患者さんの救命です。精神科領域における急変の理由は多々あるかとは思いますが，自殺企図，そしてその方法としては縊首，大量服薬，飛び降りが多いと思います。3症例について追加で気にとめていただきたいことをお話ししていきます。

(1) 縊首

頸部を締めつけている原因を除去します

- 身体を支え上げる　※1人で困難な場合には応援要請
- 使用具を切る，結び目は残す
- 安全な場所，処置が行える場所へ移動させる

表1　「迅速評価」で観察すべきポイント（キラーシンプトム）とその判断[2]

呼吸	**[気道]** **胸郭の動きが視認できるか？** 　シーソー呼吸や肋間の陥凹があれば上気道閉塞を疑う。 **呼吸に伴う音は聴こえるか？** 　「スースー」…正常 　いびき…舌根沈下による気道閉塞 　ゴロゴロ音…分泌物による気道閉塞 **呼吸に伴う空気の出入りを感じるか？** **[呼吸（換気と酸素機能）]** **呼吸数の異常はないか？** 　不十分な呼吸（呼吸回数10回／分以下）や頻呼吸（呼吸回数24回／分以上）では呼吸困難を考える。 **努力様呼吸をしているか？　呼吸補助筋（胸鎖乳突筋など）を使って呼吸をしているか？** 　これらの異常を認めれば呼吸困難を考える。 **パルスオキシメーターが装着されている場合，SpO_2に異常はないか？** 　大気呼吸でSpO_2が85％以下，酸素投与化でSpO_2が90％以下は呼吸困難を考える。 **聴診器を使わなくても呼吸音の異常が聞こえる場合は呼吸困難を考える。**
循環	**顔面や皮膚の蒼白，冷感，冷汗はあるか？** 　ひとつでもあれば「ショック」と判断する 　（ショックの診断に血圧測定は必要ない） **末梢循環不全はあるか？** 　皮膚の蒼白，冷感，冷汗がなくても爪床圧迫テストで爪床の赤みが戻るまでの時間が2秒以上の場合は，末梢循環不全と判断する **体表温度は？** 　皮膚が冷たく（冷感）やや湿っていれば（冷汗）ショックと判断する。温かみはあるが末梢循環不全（爪床圧迫テストで2秒以上）があれば敗血症性ショックと判断する。 **脈の触知：脈拍の強さ，速さ―脈は触れるか？** 　頸動脈で弱く触れる…心停止が近いと判断 　末梢動脈で弱く速い…ショックと判断 　末梢動脈で弱く遅い…心停止が近いと判断
外見・ 意識状態	苦悶様の表情，周囲に無関心，意識レベルの低下（呼びかけに対する反応がいつもより悪い），呂律が回らない，意識内容の変化（もうろうとしている，興奮状態，不安など）は急変の兆候と判断する

　縊首の場合は頸椎損傷の可能性も考慮し，頸椎保護を行います。そのうえで気道は確保されているか，呼吸の有無，ショック兆候はないか，意識はどうか，全身の観察を行っていきましょう。呼吸停止，心停止判断したら速やかにCPRの開始です。

　頸椎保護として，意識があり，従命反応がある患者さんでは首を動かさないように説明します。そうでない場合には用手的正中中間位固定法を用いましょう。この方法では患者さんの頭側に立ちます。患者さんの頭側から足元を見たときに患者さんの鼻筋と体幹の正中線が一直線になるよう頭部を両手でしっかりと支え保持します。

　患者のそばは離れず応援を呼びましょう。頸椎損傷の場合の気道確保には注意が必要です。通常の気道確保ですと頭部後屈顎先挙上法が行われますが，これは顎を上にあげ頭を後屈させる方法ですので，頸椎損傷があった場合増悪させる危険性があります。頸椎損傷が疑われる場

表2 「一次評価」（ABCDE）のポイント[3]

原則	一次評価はABCDEの順番に行う。それぞれのステップで異常があれば，即時にこれを是正する。すなわち，一次評価では評価・判断と救命処置が同時に進行する。
気道 Airway	気道の閉塞はないか？　閉塞があれば即解除する。用手的気道確保，器具（エアウェイ）を用いた気道確保，必要に応じた確実な気道確保（気管挿管）あるいは外科的気道確保（輪状甲状靱帯切開）。
呼吸 Breathing	呼吸数，呼吸に要する努力で評価する。一回換気量，気道と肺の聴診，パルスオキシメーターの装着とSpO$_2$の評価。
循環 Circulation	心臓のポンプ機能と末梢循環を評価する。血圧，脈圧，心電図モニターによる心拍数とリズム，末梢循環の指標（爪床圧迫テスト），時間尿量，意識状態（脳血流の指標として）。
中枢神経 Disability	ジャパンコーマスケール（JCS），グラスゴーコーマスケール（GCS），意識障害の初期評価としてAVPU法がある，瞳孔の所見。 AVPU法 　Alert：覚醒して見当識あり 　Verbal：言葉により反応するが見当識なし 　Pain：痛みにのみ反応する 　Unresponsive：言葉にも痛みにも反応しない
脱衣と外表，体温 Exposure	衣服を取り除き外表を観察，体温を測定，保温に努める（低体温を予防する）。

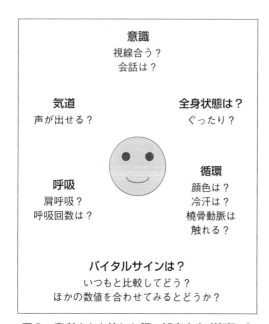

図6　患者さんと接した際の観察内容（簡潔に）

合には下顎挙上法など頸椎保護を心がけましょ

う。

（2）大量服薬

　周囲に空の薬袋がないか確認・保存します。薬の種類，量によって治療が変わります。また服薬した時間経過によってできる治療，できない治療がありますので，まずどの薬をどのくらい服薬したのか，服薬してからどのくらいの時間が経過したのかの情報が重要です。ABCDE評価の実施を行い，呼吸停止，心停止の場合には速やかにCPRを実施しましょう。

（3）飛び降り

　飛び降りの場合，全身を強くぶつけています。頭部外傷，内臓損傷や多発骨折，脊椎損傷などさまざまな受傷が考えられます。患者さんと接して観察，評価する手順としては，脊椎損傷の可能性を念頭に置き，患者さんへの声がけは患者さんが首を動かさない位置から声がけし

ます。ABCDE評価とともに患者さん首を動かさないように声をかけ，難しい場合には用手固定を実施します。全身を観察し四肢の変形や打撲痕，創傷がないか確認し，活動性出血があった場合には用手で圧迫止血をします。できるだけ多くの応援を要請しましょう。背面観察を行う場合や移動のため，体の下にシーツなどを入れる，またはストレッチャーへ乗せる際は，脊椎損傷や骨盤骨折の可能性を考え，首や体幹が不安定に動かないような方法を行います。方法としてログロール，フラットリフトがあります。

ログロールとは，患者さんを1本の丸太（log）に見立て，脊柱軸にひねりや屈曲を加えずに回す（roll）動作のことを言います。頭部保持に1人，体幹保持に2人配置します。体幹は1人が肩および臀部，もう1人は臀部および下腿部を同じ側から保持し，頭部保持者の掛け声で患者さんを回転させ，90°の側臥位とします。仰臥位へ戻す際も頭部保持者の掛け声で行います。

骨盤骨折を疑う際に側臥位になると骨盤のずれや出血の増強をまねく恐れがあるのでフラットリフトを行います。これは患者さんの体を左右からできるだけ均等に支え持ち上げる方法です。頭部・体幹・下肢を均等に支える必要があるので人手が多く必要になります。頭部保持1人，胸部～腰部2人，腰部～臀部～下肢2人，背面観察1人が必要最小人数となります。頭部保持者の合図で持ち上げますが，高さを○cmと決めておきます。下ろす際も頭部保持者の合図で下ろします。

急変時は誰でも慌てますし焦ります。常時では行わない，経験がない救命処置を緊急の場で行うのとても不安だと思います。最初から完璧にできる人はいません。私自身もはじめて急変対応を経験したときは医師や先輩看護師が何をしているのかわからず，物を持って来るように言われても物そのものも保管場所もわからず動けませんでした。まずは，患者さんの急変時にどのような観察を行うのか，BLSの手順，手技を知ることからです。気になる患者さんがいればスタッフ同士で情報共有すること。「急変の可能性があるかも」と感じたらその場合何が必要か，自分はどのように対応するのかを考えて，急変時どのように動くのかをイメージするだけでも違います。そして対応するための準備が大切です。今回は文章での説明だけでしたので，イメージがつかない内容もあったかと思います。定期的に研修を実施したり，急変があった際にはスタッフ全員で振り返り，情報を共有することも自分の学びになるでしょう。

〈引用・参考文献〉
1）一般社団法人日本蘇生協議会：JRC蘇生ガイドライン2020．医学書院，p.50-53, 2021.
2）池上敬一，浅香えみ子編著：患者急変対応コースfor　Nursesガイドブック．中山書店，p.43, 2008
3）前掲書2），p.49.
4）American Heart Association：BLSプロバイダーマニュアル　AHAガイドライン2020準拠．シナジー，2021.
5）三上剛人編：ナースビギンズ　気づいて見抜いてすぐ動く急変対応と蘇生の技術．南江堂，2016.
6）白坂友美：看護の学びなおし急変対応．照林社，2019.
7）中村創，三上剛人著：精神科ならではのファーストエイド─搬送時サマリー実例付．医学書院，2019.
8）一般社団法人日本救急看護学会監：改訂第4版外傷初期看護ガイドラインJNTEC™．へるす出版，2018.

自殺に遭遇したスタッフの心の動きとケア

執筆者

大崎市民病院（宮城県大崎市）
精神看護専門看護師
佐藤このみ さとう このみ

国内における自殺の現状

　国内の自殺者数は一時3万人を超えていましたが，2006（平成18）年に自殺対策基本法が制定され，さまざまな自殺対策が講じられたり，社会経済状態が安定したりすることにより2009（平成21）年ころからは減少に転じ，2012（平成24）年には3万人を下回って減少傾向を辿っていました。しかし，全国がコロナ禍に見舞われた2020（令和2）年は自殺率が11年ぶりに増加し，以降は2万1千人台と高止まりの状態が続いています[1]。

　入院患者の自殺事故は，院内における主要な医療事故の1つとして知られていますが，2015（平成27）年に「日本医療機能評価機構・認定病院患者安全推進協議会・院内自殺の予防と事後対応に関する検討会」は入院患者の自殺事故について調査を行いました。調査報告によると，精神科病院では79%の病院で，精神科病棟のある一般病院では67%の病院で過去3年間に入院患者の自殺事故を経験しているとしています[2]。そして，精神科入院患者の推定自殺発生率は外来患者や一般住民よりも高い水準であり[3]，精神科病院は自殺の起こりやすい場所だと言えます。

私自身の経験

　近年自殺者が増加していることもあり，その対応は総合病院で働く者にとっても稀ではありません。総合病院でリエゾンナースとして活動をしている私のもとにも，自殺未遂者の対応についてのコンサルテーションが定期的にあります。以前，過量服薬で救急外来に搬送された患者について救急科医から相談を受けたことがありました。相談の内容は「内服してきた薬の量はさほどではないが，はじめて過量服薬をしたようであり，このまま帰宅させていいか」というものでした。家族からの情報では，かかりつけの精神科病院があり，精神疾患の診断もあるようでした。状態を把握するために私が救急外来へ行った時点では，意識障害が強く，会話もままならない状態でした。私は救急科医と相談し，患者は入院をして意識障害が改善するまで経過をみていくことになりました。

　翌日，会話ができるくらいまで意識障害の改善が見られた患者は，何を聞いても「死にたい」「どうしたら死ねる？」とぼんやり，泣きながらくり返し話していました。どうにか死にたい理由について聞き出すことはできましたが，絶望感の強い彼女の問題解決は容易いことではありませんでした。精神科医や臨床心理士を含む精神科リエゾンチームのメンバーや救急科医と対応について再度相談し，普段の状態をよく知るかかりつけの主治医のもとに退院したその足で受診してもらうことになりました。

　しかし，その数日後，彼女はより確実な方法で自殺をはかって再び救急外来へ搬送されてきました。「どうして？」「なぜ？」と私はくり返し，ほかに彼女を助ける方法がなかったのかと自問自答しました。死にたい気持ちや死にたい理由まで私は彼女から聞いていたので，自分の無力さや自分を責める気持ちを強く感じました。また，彼女自身の脆弱さや，どうして誰も彼女に手を差し伸べなかったのかと誰かを責めたくなるような気持ちが湧き起こったりもしました。

自殺が周囲へ与える影響

　自殺は当事者だけではなく，周囲の人々へもさまざまな影響を及ぼします。家族はショックを受け，動揺したり，「この先どうなってしまうのだろう」と不安になったり，パニックに陥ったりするでしょう。こういった場合，医療者としては，ゆっくりと落ち着いた態度で応対し，治療経過や方針を適切に伝えていくことが必要です。

　また，衝撃的な出来事はまわりの入院患者にも深刻な打撃を与えます。自殺した者とつながりが深かった場合には，自殺をとめられなかったことに自責の念を感じる人もいるかもしれません。医療者はほかの入院患者を動揺させないようにと自殺が発生したことを伏せておくことがありますが，患者は噂や憶測で，何が起きたのかを知っていることが多く，不安な気持ちを抱きます。何が起きたのか患者に尋ねられたら，真実を伝え，患者の動揺に対応することが大原則となります。自殺の予防は1次予防，2次予防，3次予防の3段階（**表1**）に分類されますが，3次予防は，不幸にして自殺が生じてしまった場合に，遺された人々に及ぼす心理的影響を可能な

表1　自殺対策の基本概念，疾病予防の概念との比較[4]

	疾病の予防	自殺の予防
1次予防	未然に防ぐ　⇒	未然に防ぐ 住民への啓発 社会各領域への啓発 専門職への教育
2次予防	治療　⇒	介入（治療を含む） ハイリスク者のスクリーニング ハイリスク群への危機介入 （未遂者への介入）
3次予防	リハビリ　⇒ 再発予防	事後対応 心理的学剖検 遺された人のケア 群発の予防

表2　医療事故当事者となった看護師に認められたストレス反応[5]

情緒的反応	恐怖，パニック，否認，混乱，怒り，自責感・罪悪感，緊張，不安，恥辱感，屈辱感，後悔，自尊感情の低下，自信喪失
身体的反応	ショックや恐怖で震える，頭に血が上る，胃に激痛，平手打ちをくらったような感じ，強い疲労感，吐きそうな感じ
思考や行動の変化	またミスを起こすのではないかと考える，一人でいられない，何度も確認しないと看護行為ができない，睡眠障害，常に事故のことを考える，事故が頭から離れない，食欲低下，死にたいと思った，生きていていいのかと思う

限り少なくするための対策が含まれます。自殺が起きた場合には，自殺者だけでなく，周囲の人々もまた，自殺のハイリスク者としてとらえてケアしていくことが重要です。

　そして，自殺事故は当事者となった医療者（受け持ちだった，事故直前に言葉を交わした，自殺を目撃した，事故後の対応にあたったなど）にも大きな影響を与えます。医療事故の当事者となった看護師の反応としては，恐怖やパニックなどの"情緒的反応"，ショックや恐怖で震える，頭に血が上るなどの"身体的反応"，またミスを起こすのではないかと考える，1人ではいられないなどの"思考や行動の変化"といったストレス反応が現れやすくなります（表2）。これらのストレス反応は当事者となった看護師の日常生活や看護業務の遂行に影響を与え，医療事故の体験は心的トラウマとなったり，自己評価

の低下や専門職としての自信の揺らぎから退職や離職につながったりするなど，心理社会的側面に多大な影響を及ぼします[5]。

　心的トラウマとは心的外傷とも訳され，死に直面するほどの恐怖や無力感を覚えさせる，その人が対処可能な限度を超えた衝撃的な出来事を実際に体験したり，見たり，聞いたりしたことで引き起こされる，心身の傷つきをさします。心的トラウマは，衝撃度の大きい出来事の直後に多くの人が体験するものですが，たいていは時間とともに和らぎます。しかし，これが3日以上続き，対人関係や職業面において著しい機能障害を示すようになると「急性ストレス障害：Acute Stress Disorder（ASD）」と診断され，急性ストレス障害の状態が1か月を超えて持続すると「心的外傷後ストレス障害：Post-traumatic Stress Disorder（PTSD）」と診断される状態になります。

　私の場合，患者の自殺という衝撃的な出来事に対し，一時的に「何が起きたのか」と焦りや

恐怖を感じ，「退院させなければこんなことにはならなかったのではないか」と自分のアセスメントの未熟さを責めました。また，患者本人やまわりの人たちに「なんで相談してくれなかったのか」「なんで誰も助けてくれなかったのか」と悔しい思いや怒りを抱きましたが，これは懸命にケアを行った患者の出来事だったからこそ，医療者としてはあたりまえに抱きやすい反応だったのだと理解することができます。河西は，自殺の3次予防における「遺された人に対する支援やケア」の「遺された人」には医療者も含まれるという考えを示していますが[4]，事故の当事者となった看護師も取り残されることなくケアされる対象として医療者自身がしっかり認識していくことが大切です。

自分の「こころ」を守るために

1）日頃から患者の自殺リスクアセスメントをしっかりと行う

Bertolote らは，パーソナリティ障害を含めると，自殺者の98%が診断可能な精神疾患に罹患していたと報告しています[6]。自殺企図者は少なくても自殺企図直前には，そのほとんどに精神疾患が存在しているということです。したがって，精神科病院では常に自殺のリスクを念頭において患者のアセスメントを行う必要があります。

自殺の危険因子（表3）は1つ存在するだけでも自殺のリスクを高めることになりますが，複数存在することで相乗的にリスクが高まる場合があります。また，リスクアセスメントにおいては危険因子だけでなく防御因子についてもア

表3　自殺の危険因子[7]

表出	絶望感，無力感，自殺（希死）念慮
出来事	離別・死別・喪失，親族の自殺，経済的破綻，災害・虐待・犯罪などによる外傷体験
健康面	精神疾患，慢性・進行性の疾患，疼痛，病苦，セルフケアの欠如
既往	自殺未遂，自傷行為
環境	自殺手段が身近にある，自殺を促す情報への暴露，孤立，支援者の不在

セスメントを行い，患者を包括的にとらえていくことが必要です。防御因子には健康，健康的なライフスタイル，安定した社会生活，理解，対処能力，ケアや治療，支援体制などがあります。これらの因子は複雑に絡み合い，問題をぼんやりと見えづらくしてしまうことも少なくありません。自殺のリスクアセスメントは，多職種でアセスメントを行うことで患者が抱える問題をより広い視野で把握でき，的確に問題を明確化できる可能性があります。小山は精神疾患患者の自殺予防に必要な看護師のスキルとして"自殺リスクの認識""自殺リスクへの危機介入""自殺リスクとケアの共有"の3つ（表4）をあげていますが[8]，自殺について患者と対話できること，アセスメントした内容をほかの職種と共有し，協働できることは，精神看護を担う看護師にとって非常に重要なスキルです。

自殺事故が起きてから「こんなはずではなかった」と自分を責めることがないようにするためにも，日ごろから多職種と協働し，患者を包括的にとらえる習慣を身に着けていくことが，いざというときに自分の「こころ」を守ることにも役立ってくれると思います。

表4　精神疾患患者の自殺予防に必要な看護師のスキル[8]

看護師のスキル	内容
自殺リスクの認識	・自殺に関する知識（臨床場面に合わせた知識） ・リスクアセスメントツールの活用 ・自殺を試みる人の心情理解 ・自殺念慮を抱える人への肯定的態度育成のトレーニング
自殺リスクへの危機介入	・患者の訴えを吟味し，アセスメントする力 ・言語的訴えに頼りすぎない非言語的表現への注目 ・看護師自身の自殺に対する否定的感情の内省化
自殺リスクとケアの共有	・自殺のサインを同僚・医師に伝える過程 ・自殺のリスクを共有した後のケアの共有化 ・職場のコミュニケーションの風土（医療安全的視点）

2) 自身のつらい気持ちに気づき，相談できる体制を日ごろからつくっておく

　昨日まで一生懸命ケアしていた患者が突然みずから命を絶ってしまうという出来事は，スタッフに大きな影響をもたらします。精神科病院では74%の病院で，院内で自殺が生じた後に事故に関連した医療スタッフにメンタル・ケアを実施したとの報告がありますが，その割合は決して高いものではないと指摘されています[2]。

　心的外傷体験をした人たちへの危機介入の方法としては，代表的なものに心理的ディブリーフィングという手法があります。ディブリーフィングとは，心的外傷を受けた被災者や被害者が，自分たちの体験をグループで話し合う手法です。自殺に直面したスタッフへの心理的ディブリーフィングは，情報共有や気持ちの通い合

わせを行い，さらに助言やサポートを行うことを目的に実施します。このような話し合いの場をもつ際に注意しなければならないのは，スタッフの罪悪感を強めることにならないように配慮しながら行うということです[9]。話し合いの場をもつ目的はあくまでも「何をみて，どんなふうに感じたのか」「同じことがくり返されないためには，どうすればよいか」という点で，犯人捜しをしたり，善悪を決めたりする場ではありません。スタッフの情緒的反応が強い場合，話し合いのなかでスタッフ同士の衝突が生じる可能性も考えられます。非難の場になることを回避するためには，精神科医，場合によっては職場外部の精神活動を行うスタッフを招いたりすることも必要でしょう。自身の施設に精神看護専門看護師がラインや部署の対人関係から独立したポジションにいる場合には，第三者的立場から事故の当事者となった看護師を支援することも可能です。

　しかし，ディブリーフィングはスタッフの心理的葛藤や事故に対する恐怖心のすべてを解決できるわけではありません。「語りたくても語れない」という状況に陥ってしまう人も多くいるからです。福田は看護師が「冷静沈着」「強くて優しい」「いつも笑顔」「弱音をはかない」「完璧である」といった職業意識や社会的な役割期待から，みずからの体験を語れない，語りづらいといったことが起こり得ると述べています[10]。また，武井は「トラウマは言葉を破壊する」とし，心的トラウマを体験した人が「言葉にならない」「適当な言葉が見つからない」といった心的反応を示すことや，PTSDに悩む人々が言語を司る大脳前頭葉のブローカー野の機能停止に陥ることを述べています[11]。

　私も患者の自殺というものに直面したとき，その事実と向き合って誰かと話し合うことがつらく，苦しく感じられました。口に出してしまえば，誰かのせいにしてしまいたいという気持ちさえ湧き起こっていて，それを話題に出すことさえ怖かったのだと思います。そうはいっても，私の仕事を信頼し，患者さんを託してくれた救急科医には申し訳ない気持ちでいっぱいでした。救急科医とは日ごろから患者のことだけではなく，自分の困っていることや感じていることを相談したり話したりできる関係性だったので，そのときも「私の判断がもう少し違っていたら結果は違ったかもしれない」と何気なくポロっと自分の気持ちを話しました。救急科医は私の言葉に対して，「あなた1人で決めたことではない。みんなで考えて決めたこと」と言い，最善の方法があったのだろうかということも一緒に考えてくれました。いつもと変わらない，何気ない会話でしたが，私にとってそれは非常に大きく，救急科医の言葉で少し肩の荷が下りたような感覚がありました。それまで肩肘張って，「なんとかしなければ」と1人で戦っているような気持ちでいた自分自身にも気づくことができました。患者の自殺は医療者の「失敗」から生じたものでは決してありません。それでも，自分が「失敗してしまったかもしれない」と思う経験を誰かに話すということは簡単ではないはずです。私が救急科医に自分の気持ちを素直に話すことができたのは，彼らに信頼を置いていたからだと思います。もしも，自殺事故に関連した同僚から事故時のことを打ち明けられたり，相談されたりしたら，まずは批判や評価はせずに相手の話に耳を傾けることが大切です。無理に相手を慰める必要はありません。誠実な態度で，時には自分が感じたことも正直に話しながら，相談者がほんの少し希望をもって前に進むことができれば，それでいいのだと思います。

　大切なのは，まず，患者の自殺という事故が生じたとき，看護師にもはかり知れないほどの苦痛やつらさが生じるということを看護師自身がしっかりと認識しておくということです。それから，自殺事故が起きたときに，スタッフの心理的サポートがいつでもできるよう常日ごろから準備をしておくことも必要です。ただし，事故時の状況を「語る」ということについてはさまざまな形があり，時には仲間内の"雑談"のような会話のなかで得られる心理的サポートや解決される感情もあります。以前であれば，食事などの休憩時間や職場での懇親会は私たちにとって大切な"雑談"の時間となり得ました。しかしCOVID-19の蔓延により，そういった機会は失われ，人と人とがつながる時間がコロナ禍前と比べると，簡単にはもつことができない状況が生じているように思います。また，最近では「働き方改革」による労働時間の是正により，"雑談"自体が悪しき習慣のように扱われつつある風潮さえ感じています。"雑談"は良好な人間関係にもちろん必要な要素ですが，こういった時代的な流れを考えると，今後は意図的にそういった時間や空間をつくっていくことも大切なのかもしれません。

　みなさんの職場では"雑談"ができる環境にあるでしょうか。ぜひ，日ごろから仲間との時間を大切にしていただければと思います。

　※個人の特定を防ぐため，事例の情報は一部変更を行っています。

〈引用・参考文献〉

1）厚生労働省自殺対策推進室：警察庁の自殺統計に基づく自殺者数の推移等.
https://www.mhlw.go.jp/content/001197856.pdf
（2024年5月3日最終閲覧）
2）河西千秋，井上佳祐他：病院内の入院患者の自殺事故調査．患者安全推進ジャーナル，45，p.83-91，2016.
3）大類真嗣，廣川聖子他：精神科医療機関における自殺の経験および自殺予防に役立っていると考えられる取り組み．精神神経学雑誌，114（12），p.1420-1427，2012.
4）河西千秋，加藤大慈：院内自殺事故の事後対応．看護管理22（5），p.406-409，2012.
5）福田紀子：医療事故に関連した看護師のメンタルヘルスに関する文献レビュー．日本精神保健看護学会誌，18（1），p.91，2009.
6）Bertolote JM, Fleischmann A, De Leo D, et al：Psychiatric diagnoses and suicide—revisiting the evidence. Crisis, 25（4），p.147-155, 2004.
7）一般社団法人日本精神科救急学会監修，杉山直也，藤田潔編，大塚耕太郎他：精神科救急医療ガイドライン2022年版，6章自殺未遂者対応．一般社団法人日本精神科救急学会，p.172，2022.
8）小山達也：シンポジウム 自殺予防と職責—自殺対策での看護師の役割と課題．自殺予防と危機介入，42（1），p.23，2022.
9）林直樹：患者の自殺に直面した治療スタッフのケア・ポストベンション．こころの科学，222，p.44-49，2022.
10）日本専門看護師協議会監，宇佐美しおり，野末聖香編：精神看護スペシャリストに必要な理論と技法．日本看護協会出版会，p.332-334，2009.
11）武井麻子：思いやる心は傷つきやすい—パンデミックの中の感情労働．創元社，p.80-100，2021.

精神科看護における患者の状態変化に対応する

INARS（看護急変回避）のアプローチの意義

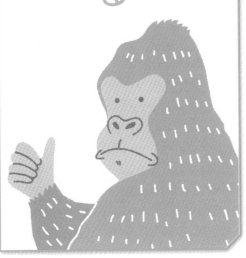

執筆者

金城大学看護学部・公衆衛生看護学専攻科・大学院（石川県白山市）
学部長・専攻科長／教授
一ノ山隆司 いちのやま りゅうじ

金城大学看護学部（石川県白山市）
准教授
千 英樹 せん ひでき

同 講師
境 美砂子 さかい みさこ

INARSの原則を適用する背景

　精神疾患の患者数は増加しており，統合失調症，うつ病，不安障害や認知症なども含み，多様な症状がみられる。また，性別・年齢階級別の受療率では，男女とも年齢とともに増加（男性75歳以上，女性65〜74歳）している。

　精神科の治療において薬物療法は効果的である一方，特に抗精神病薬の有害事象（副作用）の出現に注意を要する。重篤な悪性症候群，高血糖，錐体外路症状，抗コリン作用（麻痺性イレウスなど），水中毒，抗うつ薬のアクチベーション症候群（賦活症候群），心毒性のQT延長，気分安定薬のリチウム中毒など有害事象は複数に及ぶ。また，入院期間の長期化や入院患者の高齢化にともない，肺炎を含む身体合併症や慢性疾患を有している患者が多い。

　患者の状態によっては身体的な症状や痛みな

どの不調を的確に表現できない，身体症状と精神症状の鑑別が困難である，あるいはフィジカルアセスメントを拒むこともあり，急変時の初期対応が遅れやすい。このことから異常を早期発見し，重症化，心停止のリスクを回避することが重要になる。

　患者の変化や徴候を評価し，正確に認知し行動に結びつけ再評価するためのスキルがINARS（Immediate Nursing Assessment Recognition Stabilization）の原則である。看護師はINARSのスキルを活用することで，患者の急変を早期に発見し，適切な介入を行い，患者の安全を確保し，よりよい治療結果を得ることができる。

INARSを効果的に活用するためのスキル

　INARSは「看護急変回避」をさす言葉である。INARS（アイナース）を愛ナース（献身的で愛情にあふれた看護）と語呂合わせをしている。

　INARSの目的[1]は，患者の心停止を回避するために体系的アプローチを，くり返し評価・認識することで，状態変化を把握し状態安定化のための行動を適正化することである。①心停止を回避するための患者の見方や対応がわかり，②心停止を回避するためにチームで対応することの意義を理解し，③必要なタイミングで医師を要請するための報告ができることである。

　このことから，体系的アプローチでは，第一印象，一次評価，二次評価，三次評価（4段階評価）と進め，評価・認識・安定化のための行動をくり返す（表1）。そして，評価過程（時系列）から得た情報（特に緊急度）を認識し，医師に報告することである。

違和感を見過ごさないINARSの原則

　日々の臨床では，「何か変だな」「何かおかしいな」などの違和感をそのまま放置しないことが重要である。そのためには，STEP1観察（Observe），STEP2現状判断（Orient），STEP3決定（Decide），SETEP4行動（Action）で構成されるOODA（ウーダ）ループで対応することが必要である。なお，OODAループを認識することで個人の的確な判断を可能にする。OODAループとは，PDCAサイクルに類似した意思決定・行動のためのフレームワークで，変化の速い状況において強みを発揮する手法である（発達障がい児への支援にOODAループを活用した報告[2]については，月刊『精神科看護』2023年1月号にて紹介している）。

　本稿に戻ると，INARSの原則（手順・体系的アプローチ・評価ポイント）には4段階があり，第一印象・一次評価・二次評価・三次評価から評価・認識・安定化のための行動をくり返す。そして，一次評価のABCDEに対する評価・認識・行動のツール（観察・対応）は表2のとおりである。

　なお筆者らは，この効果的なOODAループの思考過程（迅速な判断，評価・認識・行動・再評価）を看護脳®の一領域として位置づけている（図1）。

表1　INARSの原則（手順・体系的アプローチ・評価ポイント）

手順		体系的アプローチ		評価ポイント
STEP1	O	Observe 観察	第一印象	意識（外観）・呼吸・循環，発見から接触までの数秒以内での迅速な評価（異常の有無・緊急度）
STEP2	O	Orient 現状判断	一次評価 ABCDE	酸素循環：気道（A）・呼吸（B）・循環（C）・神経学評価（D）・環境調整，体温測定＆管理（E）
STEP3	D	Decide 決定	二次評価 SAMPLE	症状（S）・アレルギー（A）・服用薬（M）・既往歴（P）・最終食事時間（L）・経過，出来事（E）
STEP4	A	Action 行動	三次評価	一次評価・二次評価から得られた認識の裏づけ，検査（タイミングは評価手順のどこでも可能）

＊ABCDE：気道Airway，呼吸Breathing，循環Circulation，神経学評価（中枢神経・意識レベル）意識（中枢神経）Disability，環境調整Environmental Control／Event
＊SAMPLE：症状Sings／Symptoms，アレルギーAllergies，服用薬Medications，既往歴Past medical history，最終食事Last meal，経過Event to present status
＊看護脳®：OODAループを実行する看護師の能力のこと（筆者らが商標登録した用語）

表2　一次評価のABCDに対する評価・認識・行動のツール

		評価	認識	行動
A：気道	見て 聞いて 感じて	胸郭の動き 発声の有無，異常気道音 （ゴロゴロ・ヒューヒュー） 空気の動き	開通 狭窄 閉塞	用手気道確保 吸引 経鼻・経口 エアウェイ 気管挿管 異物除去
B：呼吸	見て 聴いて 数えて SpO₂	胸郭の動き，呼吸補助筋の使用 呼吸音（左右差，複雑音） 呼吸数 SpO₂測定	正常 呼吸窮迫 呼吸不全	酸素投与 補助呼吸
C：循環	触って 脈見て 押して 血圧	皮膚所見（冷汗，湿潤） 脈の強弱，脈拍数 CRT 血圧測定	正常 代償性ショック 低血圧性ショック	急速輸液 昇圧剤
D：神経学評価	GCS 瞳孔 麻痺 血糖	意識レベル 瞳孔（サイズ，不同，対光反射） 片麻痺の有無 血糖測定	正常 軽度〜中等度意識障害 切迫する 脳ヘルニア徴候	ABCの サポート
E：環境調整	全身	体温 全身状態 外傷・出血の有無	低体温 発熱 外傷 出血	保温 冷却

＊ABCDEにおいて，救急カートの準備，応援要請，報告の判断が求められる。
＊評価・認識・行動の記載内容は基本的な内容であり，患者の病態や状況によって，実際の記載（報告）内容は異なることもある。）

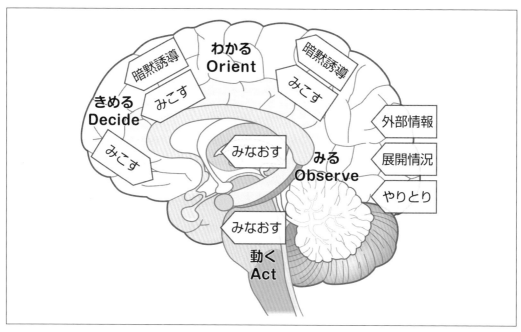

図1　OODAループ　引用・参考文献[3] を一部改変

表3　NURSEレポート

N	名前	患者と自分
U	訴え	自覚症状，他覚症状
R	履歴（病歴）	基礎疾患，既往
S	所見と処置	状態認識と処置，今後の処置
E	Emergency，援助の必要性	緊急性，応援要請（人，物）

表4　SBAR

S	Situation	状況（患者の状態）
B	Background	背景（臨床的経過）
A	Assessment	評価・判断（何が問題か）
R	Recommendation	提言・要請（どうしたいのか）

適切な段階で
迅速に報告できる力を養う

　INARSでは体系的アプローチ（評価→認識→行動→再評価）を重要視し，適切な段階で迅速に医師に報告できる力（タイミング）を養うことも必要である。
　一般的にINARSでは報告のツールとして，NURSEレポートが用いられている（表3）。これはN（名前）・U（訴え）・R（履歴，病歴）・S（所見・処置）・E（Emergency）のイニシャルの組合せでNURSE（ナース）と呼ばれている。また，SBAR（エスバー）の手法も推奨されている（表4）。これは，S（Situation：状況）・B（Background：背景）・A（Assessment：評価・判断）・R（Recommendation：提言・要請）のイニシャルの組み合わせであり，非効果的な報告を

避けるために，NURSEレポートはSBARの前段として「報告する前に」という準備段階がある。

いつ医師に報告するのか，そのタイミングを逃さないために，医師への「情報提供などの状態観察レベル」でいいのか，「指示を受けるか」「診察もしくは緊急要請」の必要性を判断する。

観察の必要性とアセスメントの難しさ

身体的な不調により苦悶する患者の状況を精神症状の悪化と推察することがある。「精神症状の悪化」から身体的な変化を引き起こしているのか，「身体的な変化」が精神症状の悪化にみえるのか，容易に評価・判断（アセスメント）ができないケースもある。したがって，的確に対応するために身体的な異変を短絡的に否定することは避けなくてはならない。患者の状況や様子に違和感を覚えた要因を熟考し，気づきを高めるシミュレーショントレーニングが必要である。それは，「精神症状の悪化」「身体症状の悪化」を察知したときに，重篤な状態を回避する看護（評価・認知・報告・安定化）につなげられるからである。

「酸素循環（ABCDE）からの評価方法と基本的処置を理解する」「INARSの体系的アプローチ（評価・認識・行動・再評価）から経時的変化に対応する」ことを狙いとして，筆者らはINARSの原理に基づいた精神科で遭遇する患者の状態（事例）から，以下に紹介するような精神科看護バージョン（Psychiatric Nursing version）のシナリオを探求している。

肺炎のシナリオ

肺炎の場合，第一印象では異常に気づくこと，介入の必要性を認識し，介入の準備ができること，INARSの一次評価ではABCDEにかかわる異常を判断し，ABCのサポートを開始して酸素循環を維持することがポイントになる。つまり，体系的アプローチの思考過程を理解し酸素循環を維持するための具体的な手技で対応することである。心停止を回避する観点から重症度の高い患者を想定すると，手順として，一次評価では呼吸状態が酸素投与だけでは改善傾向がみられず呼吸不全に陥り，緊急事態であることをチームに伝えなくてはならない。次いで緊急事態を認識したら心停止しない行動（補助換気，モニター装着などのABCのサポート，OMI）をとる。そして，心停止回避のために医師に緊急要請をする。

精神疾患患者の身体合併症としての肺炎は典型的な症状がはっきり現れないことが多く，高熱も出にくい。高齢者（65歳以上）の場合は死亡率も低くない重要な疾患である。抗精神病薬投与は肺炎のリスクがあり，特に高齢認知症患者への抗精神病薬の使用による死亡リスクが高まる。抗精神病薬を服用している統合失調症や双極性障害の患者の数％に肺炎が生じている。抗精神病薬の肺炎リスク上昇の要因には，嚥下への影響（喉頭の咳反射への障害，唾液分泌過多，遅発性ジスキネジアなどの錐体外路症状）が考えられるが，これに加えてクロザピンでは炎症促進性や免疫機能への影響が関連している可能性がある[4]。

INARSでは，GCS（Glasgow Coma Scale）で意

表5　グラスゴー・コーマ・スケール
(Glasgow Coma Scale：GCS)

E：開眼機能 (Eye opening)	
4点	自発的に，または普通の呼びかけで開眼
3点	強く呼びかけると開眼
2点	痛み刺激で開眼
1点	痛み刺激でも開眼しない
V：最良言語反応 (Best Verbal response)	
5点	見当識が保たれている
4点	会話は成立するが見当識が混乱
3点	発語はみられるが会話は成立しない
2点	意味のない発生
1点	発語みられず
M：最良運動反応 (Best Motor response)	
6点	命令に従って四肢を動かす
5点	痛み刺激に対して手で払いのける
4点	指への痛み刺激に対して四肢を引っ込める
3点	痛み刺激に対して緩徐な屈曲運動（除皮質姿勢）
2点	痛み刺激に対して緩徐な伸展運動（除脳姿勢）
1点	運動見られず

＊挿管などで発声ができない場合は「T」と表記し，扱いは1点である。
＊GCS：開眼・発語・運動をそれぞれ「最良」で評価して点数をつけ，その合計点（最軽症15点，最重症3点）を付ける。〔INARSでは15点正常，9〜14点軽症〜中等症，8点以下（JCS30以上）の場合や急激なレベルの変化（GCS2点以上の低下）等を切迫する脳ヘルニア徴候としている〕重症度や緊急度，あるいは進行度の評価指標のため，精神状態の評価には適していない。
＊JCS (Japan Coma Scale)，JCS30（Ⅱ桁）：「呼びかけで開眼せず」であり，覚醒していない状態（自発開眼はないと判断できる）。

識レベルを評価する。意識レベルを「E：開眼」4段階，「V：発語」5段階，「M：運動」6段階に分け，それぞれの最良応答で評価し，合計点で重症度・緊急度を判断する（点数が低いほど重症度・緊急度が高い）（表5）。

悪性症候群（神経遮断薬悪性症候群）のシナリオ

近年，悪性症候群の頻度は低下しているが，向精神薬（特に抗精神病薬）の開始や中断，再開などにより高熱，意識障害，筋強直，横紋筋融解などをきたす。また，パーキンソン病治療薬ではドパミン系刺激薬の中止や減量で生じる可能性があり，ドパミンとほかの脳内神経伝達物質のバランスの不均衡が生じるために発現する。大症状（発熱，筋強直，CK値の上昇），小症状（頻脈，頻呼吸，血圧異常，意識変容，発汗，白血球増多）がみられる。治療は原因薬の使用を中止し，脱水の補正，体温調節（全身冷却），呼吸管理とともに筋弛緩，解熱効果に期待しダントロレンナトリウムやメチル酸ブロモクリプチンの消化管内経管投与も効果がある。

事例

本稿では，INARSシナリオとして悪性症候群の例を提示する。
異常に気づいた状況から第一印象→一次評価→二次評価→三次評価を項目・認識・行動別に示し，また報告ツールの「NURSEレポート」に必要事項を記載する。

シナリオをご覧いただく前に，ABCDEの評価・認識・行動に必要な基本的な知識（観察・対応）をあらためて確認してほしい（表2）。

統合失調症（Aさん，23歳，男性），幻覚妄想状態（急性期）。入院時から不穏・興奮が顕著，高用量の抗精神病薬（内服・注射）の投与中である。入院2日目からベッドで端坐位になり，攻撃的な態度は減少している。活動も低下し，動作はぎこちない，また振戦もあり，上肢は動かしづらそうで表情は硬く流涎がみられる。

この事例におけるINARSシナリオとNURSEレポートはそれぞれ表6と表7のとおりである。

悪性症候群は抗精神病薬などの使用で，稀に起こる重篤な副作用である。このシナリオでは第一印象から第一評価にて，悪性症候群の可能性（疑い）があり，重症度や緊急度は高い。そのため，二次評価の対象にならないこともある。

表6には「再評価」の記述欄を設けていないが，二次評価の項目「身体診察とABCDE再評価」で記述している。たとえば，医師の指示で鼻カニューレ2L／分で酸素投与を開始した後，経時的にSpO_2の変化などの再評価を含めてABCDEの介入を行う。

このように，体系的アプローチでは①一次評価で生命を脅かす状態を認識し，症状に対して適切に行動（ABCDEのサポート，酸素投与，ルート確保など）できたか，②認識と行動についてチームで共有できたか，③報告について緊急要請が適切にできたか（生命を脅かす状態の要請に必要な内容）などが重要になる。

基本的処置の理解と適切な対応

患者の様子に違和感を覚えたときの観察や評価，それに対する介入，介入結果からの再評価と医師に報告するための体系的アプローチは重要である。看護師個々のスキルアップ，看護チームのスキルアップ，そして，必要なタイミングで医師を要請するための体系的アプローチの思考過程を学ぶことは，適切な看護介入のために有益である。

精神科看護師のなかには，身体的ケアに関心があり得意な看護師，精神症状の観察に長けている看護師が多く存在する。新人，中堅，ベテラン看護師や管理者がINARSのメリットを共通して学ぶ意義は大きい。INARSの浸透，教育の観点から精神科看護の経験者（有志）で複数のケースを検討する機会を設け，実践に活かすための，教材（スキル・シナリオ）開発に着手している。今後も精神科看護における患者の状態変化（急変）に対応するアプローチの普及に取り組みたい。

おわりに

INARS（看護急変回避）の講習会は，NPO法人医療危機管理支援機構（MeCCSO）にて，急変・心停止予防のための看護（評価・認知・報告・安定化）の標準化教育として位置づけ普及活動を行っている[5]。INARS講習はスキルステーション（気道・呼吸の評価法と認識，サポートのための行動，循環・中枢神経系の評価法と認識サポートのための行動）・体系的アプロー

表6　INARSシナリオ（悪性症候群）

状況：入院後3日，精神科閉鎖病棟，夜勤中，巡視中に患者の状態変化に気づいた。

評価			認識	行動
	項目			
第一印象（パッと見た感じ）	外見	動きはなく，硬い	何か様子がおかしい	評価を進める
	呼吸	呼吸は苦しそう		
	循環	顔面紅潮，発汗		
一次評価（見て・聴いて・触って・叩いて）	バイタルサイン測定（チェック），SpO_2モニター			
	A	気道の状態安定	狭窄，閉塞？呼吸：見て・聞いて・数える呼吸窮迫？呼吸不全？精神運動興奮に伴う呼吸苦の身体症状？脱水？代謝性ショック？悪性症候群の兆候発熱，筋強直，頻脈，頻呼吸，血圧異常，意識変容（軽度〜中程度意識障害），発汗	医師に報告酸素投与指示要請／診察要請ABCのサポートOMI酸素投与経鼻2L／分開始ルート確保
	B	補助筋呼吸，頻呼吸喘鳴，両側肺野に副雑音聴取，ルームエアSpO_2 93％，RR28回／分，会話はできない		
	C	手足冷感，顔面発汗BP155／90mmHg，HR103回／分 CRT1.5秒		
	D	意識・麻痺・瞳孔・血糖GCS：E4V4M5瞳孔（3・3＋＋）両上下肢の動きの鈍さ，ぎこちなさ，硬さ血糖90mg／dL		
	E	発熱38.5℃全身の筋肉の力み		
二次評価	S	発熱，発汗，頻脈	悪性症候群？	継続観察
	A	特にない		
	M	高用量抗精神病薬		
	P	片頭痛		
	L	夕食は少量摂取		
	E	入院後，鎮静傾向		
	身体診察とABCDE再評価	頻呼吸RR30回／分BP160／98mmHg 高値HR108回／分 頻脈酸素投与後SpO_2 91％に低下体温38.7℃に上昇発汗量増加，筋強直	状態悪化の傾向緊急性	急変に備える救急カート挿管・薬剤準備
三次評価	必要なタイミングで	必要なデータはそろったか	採血（電解質，CK等），頭部画像検査（MRI），脳波，髄液検査等	

＊症状（S）・アレルギー（A）・服用薬（M）・既往歴（P）・最終食事時間（L）・経過，出来事（E）

＊CRT（Capillary Refilling Time：毛細血管再充満時間）：爪床を5秒間圧迫して離した際に，血液が再充満して指先に赤みが回復するまでの時間を指し，2秒以上経過しても赤みが戻らない場合は体内で循環不全が起きていると判断する。

＊OMI（O：O_2投与），M（ECGモニター装着），I（輸液路確保〈緊急処置〉）

チステーション（評価・認識・行動），シナリオステーションなどの時間割で構成している[6]。また，第31回・第32回日本精神科救急学会学術総会においてもINARSコースが開催されている[7]。

〈引用・参考文献〉

1）田中圭：NPO法人医療危機管理支援機構INARS事業部 INARSコースガイド. 2020.
2）千英樹，境美砂子，一ノ山隆司：小学生から中学生への変換期を支える援助 発達障がい児への支援にOODAループを活用する. 精神科看護, 5 (1), p.49-55, 2023.
3）入江仁之：「すぐ決まる組織」のつくり方 OODAマネジメント. フォレスト出版, 2018.
4）藤井康男：抗精神病薬投与と肺炎リスク, 臨床精神薬理, 22 (4), p.375-383, 2019.
5）NPO法人 医療危機管理支援機構：心停止回避コースとはINARS. https：//meccso.jp/inars/about-inars.html（最終閲覧日2024年6月10日）
6）NPO法人医療危機管理支援機構：INARS標準時間割. https：//meccso.jp/files/INARS_agenda.pdf（最終閲覧日2024年6月10日）
7）第30回日本精神科救急学会学術総会・第31回日本精神科救急学会学術総会：INARSコース. https：//med-gakkai.jp/jaep2022/inars/・https：//med-gakkai.jp/jaep2023/inars/（最終閲覧日2024年6月10日）

表7　この事例におけるNURSEレポート

	N	23歳男性　Aさん
NURSEレポート	U	訪室時，呼吸が早く苦しそうでした。
	R	入院時から処方薬の拒薬はなく，内服していました。
	S	体温38.7℃，筋強直，頻脈108回，頻呼吸30回，血圧160／98，意識変容，多用の発汗があります。SpO$_2$は2L酸素投与で91％です。悪性症候群の疑いがあると思います。
	E	緊急性が高く，直ちに診察をお願いします。

コラム　看護脳®

　看護に限定しないが，言語，行為，知覚，記憶，注意，判断などが職務遂行には不可欠である。対象者のケアを思考するための観察眼（力）は重要であり，その後のケアの質に影響する。ナイチンゲールの「看護は芸術であり科学である」の意は「看護師の手で創られる技術は，1回限りでその人に適したもの」である。この具体例の提示や他看護理論家を探求することも看護脳に含まれる。

　看護師の能力を広義の「看護脳」として看護教育（倫理・責任・実践など）に浸透させたいと考えている。看護脳醸成の1つのツールに「OODAループ」を活用することは効果的であり，Observe（観察），Orient（状況判断，方向づけ），Decide（意思決定），Act（実行）の過程をくり返すことで，変化の激しい状況やイレギュラーな事態に的確な判断・実行を生むことができる。

　看護脳の原点（起源）は，看護（血圧測定，危険予知，看護過程展開時など）を行う際の脳活動の可視化である。光トポグラフィ（NIRS）は頭部に3cm間隔で光源と受光センサーを配置し，どの部分に活動変化があったかを可視化する。近赤外光は，人体組織を通り抜けるが，ヘモグロビンに吸収される特性がある。脳神経は活動時に酸素とグルコースが必要なため，脳活動が活発な部位はヘモグロビンが増加し，近赤外光の透過度は減衰する。前頭部は高次脳機能を有し，言語，行為，知覚，記憶，注意，判断などに関係するが，NIRSの技術でその働きを可視化することができる。

精神科認定看護師制度の改正

2 精神科認定看護師の更新審査と活動状況

かきしま ありこ
柿島有子
一般社団法人日本精神科看護協会（東京都港区）
教育企画部認定担当部長

前回（2024年7月号）は，2025年度に行われる精神科認定看護師制度の改正について，主に資格取得の過程をまとめました。今回は，更新審査の概要と現在の精神科認定看護師の活動状況をお伝えします。

制度改正後の更新審査の概要

1) 精神科認定看護師がめざすべき目標

近年，精神障害にも対応した地域包括ケアシステムの構築をめざした多職種連携や支援体制の構築が求められています。そこで，今回の制度改正においては，精神科認定看護師が精神障害にも対応した地域包括ケアシステムに参画するという方向性が示され，精神科認定看護師がめざすべき目標（表1）が作成されました。

2) 更新審査の要件（表2）

精神科認定看護師は，資格取得後5年ごとに更新審査を受ける必要があります。更新審査の要件は，現行制度を踏襲し「看護実務時間」と「活動実績」により構成しています。

精神科認定看護師は，病院，地域の事業所など精神科看護を必要とする方への直接ケアを行う場で活動することが求められます。そのため，認定期間の看護実務時間が2,000時間以上という要件を設けています。今回の制度改正では，資格取得後2回目以降の更新で，教員など臨床で看護実務を行っていない場合の要件が緩和されることになりました。

一方，活動実績を算出するための「活動実績ポイント換算表」は，「研修・研究活動等報告書」に変更となり，それぞれの活動の配点が見直しになりました。特に実践や活動の効果が可視化されるように学術集会での発表などが必須事項となりました。

精神科認定看護師の登録状況と活動状況

1) 資格登録者の状況（図1）

2024年4月時点の精神科認定看護師の登録者数は923名になりました。精神科認定看護師が所属する精神科病院は全国305施設で，精神科病院における精神科認定看護師の配置率は20.3%です。近年は地域で暮らす精神障がい者の方が増えたこともあり，精神科認定看護師が所属する訪問看護ステーションも急増しています。また，総合病院や大学病院など，精神科を

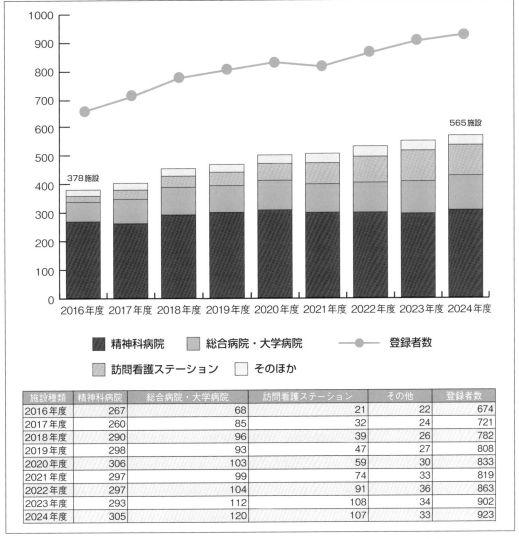

施設種類	精神科病院	総合病院・大学病院	訪問看護ステーション	その他	登録者数
2016年度	267	68	21	22	674
2017年度	260	85	32	24	721
2018年度	290	96	39	26	782
2019年度	298	93	47	27	808
2020年度	306	103	59	30	833
2021年度	297	99	74	33	819
2022年度	297	104	91	36	863
2023年度	293	112	108	34	902
2024年度	305	120	107	33	923

図1　精神科認定看護師の登録者数と所属施設数の推移（2024年4月時点）

表1　精神科認定看護師がめざすべき目標

1. 精神科看護の高度な専門性を備え，精神科認定看護師としての4つの役割機能（実践，相談，指導，知識の発展）を適切に遂行できる。
2. 時代の変化に対応できる看護の知識・技術・思考を身につけ，精神科医療・看護へ貢献できる。
3. 精神科看護の対象者と活動領域を広くとらえ，当事者およびすべての関係者を包含した看護を創造できる。

表2　精神科認定看護師制度改正後の更新審査の要件（概要）

(1) 申請時に精神科認定看護師であること。
(2) 精神科看護の実務を行う場があり，認定期間の看護実務時間が2,000時間以上であること。
(3) 研修・研究活動等報告書の実績が50点以上であり，必須事項を含むこと。

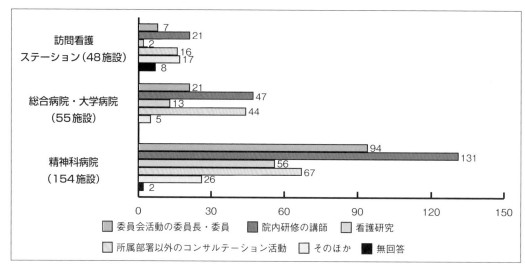

図2　組織における精神科認定看護師の活用（複数回答）

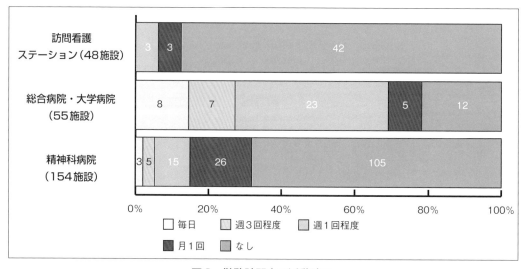

図3　勤務時間内の活動時間

専門とする病院以外にも精神科認定看護師が増えています。一般病院では，診療報酬のリエゾンチーム加算や認知症ケア加算の算定要件に精神科認定看護師が含まれていることが影響しています。精神科看護を提供する場は，一般診療科や地域の事業所にも広がっています。

2）精神科認定看護師の活動状況アンケートより

2023年度は，精神科認定看護師の所属施設の看護管理者を対象にアンケートを実施しました。その結果の一部を図2〜5に示しました。アンケートの結果から精神科認定看護師の活

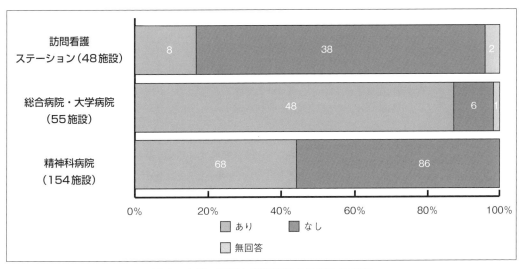

図4　病棟・部署を横断活動の仕組みの有無

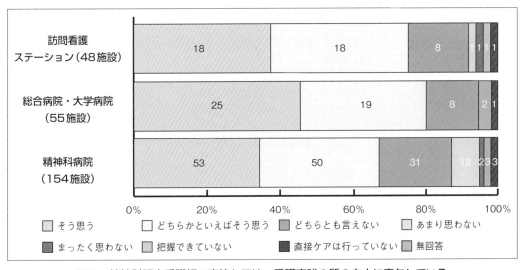

図5　精神科認定看護師の直接ケアは、看護実践の質の向上に寄与している

動や看護管理者の期待の高まりが見えてきました。アンケートのくわしい結果については，日精看オンラインで公開する予定です。

精神科認定看護師制度の詳細はQRコードからアクセス
https://jpna.jp/education/nintei

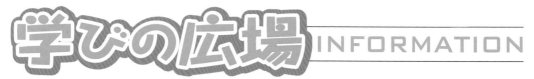

● 情報BOX

▶第19回精神科認定看護師受講資格審査のご案内

精神科認定看護師制度は令和7年度に改正し，精神科認定看護師教育課程もリニューアルいたしました。令和7年度の本教育課程の受講生を募集いたします。出願要項などのくわしい情報は，下記日精看オンラインの「精神科認定看護師制度」（https://jpna.jp/education/nintei）をご確認ください。

● アドミッションポリシー
本教育課程では，アドミッションポリシーに示すような人（①基本的人権を尊重できる人，②やさしさ・温かさを有する人，③自分の意見を率直に伝えられる人，④他者の意見に耳を傾けられる人，⑤精神科看護の実践において熱意をもって取り組める人，⑥困難な課題であっても，諦めず他者と協力して取り組める人，⑦社会や組織の動向に関心をもちつづけられる人，⑧現場を超え，地域や社会の課題に疑問をもち考えられる人，⑨精神科医療・看護・福祉に関する基礎的知識を備えている人，⑩基本的な文章表現力が備わっている人）を求めています。

● 募集人員：80名
● 出願資格について：令和6年9月30日時点で表1（1），（2）の要件を満たす者

表1　出願できる者の要件

(1) 日本国の看護師の免許を有すること。
(2) 精神科認定看護師として必要な実務経験を積んでいること。ここで必要な実務経験とは，看護師の資格取得後，通算5年以上の看護実務に従事し，そのうち通算3年以上は精神看護実務に従事していること。

表2　精神科看護に該当する勤務経験の例

• 精神科病院，精神科病棟，精神科外来における勤務
• 精神科以外の病院や施設での認知症患者や，せん妄，うつ状態の患者に対する看護
• 精神障がい者や認知症患者に対する訪問看護
• 精神障害，知的障害，発達障害等の施設や事業所における勤務
• 精神保健福祉センター，保健所，教育機関，一般企業等における精神保健に関する業務。

● 出願手続き
(1) 出願期間：令和6年9月2日（月）〜令和6年9月30日（月）（必着）
(2) 出願書類：日精看オンラインにある出願要項を参照
　　資格審査料：会員22,000円（税込），非会員44,000円（税込）
● 選抜方法
(1) 選考方法：小論文，書類審査
(2) 審査日程：令和6年11月7日（木）
(3) 試験会場：日本精神科看護協会 東京研修会場
　　　　　　（〒108-0075 東京都港区港南2-12-33 品川キャナルビル7F日本精神科看護協会）
● 審査結果：令和6年12月6日（金），本人へ書面による通知。合格者の受験番号をオンラインで公表。

お問い合わせ先
　一般社団法人日本精神科看護協会　認定事業担当
　TEL：03-5796-7033

精神科認定看護師制度

日々のやりとりから始める認知行動療法

細川大雅
ほそかわ たいが
ストレスケア東京上野駅前クリニック（東京都台東区）院長

第22回　症状対処行動で悪循環を断ち切る

【今回のキーワード】統合失調症のCBT・症状対処行動・セルフコントロール行動理論

【登場人物】

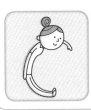

学実（マナミ）
新人看護師
好奇心はあるが凹みやすい新人看護師

教子（キョウコ）
先輩
マナミのプリセプター
CBTに詳しい謎の先輩プリセプター

習人（シュウト）
新人看護師
考えるよりも先に行動する新人看護師

語りと行動を把握する

（ナースステーションにて）

習人　押忍！

学実　なによ，その暑苦しい掛け声。今日は真夏日だって話なのに，何やってるの，シュウトくん？

習人　シャドーボクシングならぬシャドー空手さ。担当患者さんのイザワさんに教えてもらったんだ。

学実　シャドー空手って，空手の形ということ？　空手の形って，東京オリンピックの競技にもあったよね。

習人　おう，CT-Rを考えたアメリカ人だろうが，CBTpを考えたイギリス人だろうが，ボクのシャドー空手でバッタバッタなぎ倒してや

るぜ。

学実　空手の形でなぎ倒すって，組手じゃあるまいし。

教子　空手といえば，知っているかしら？　対処ストラテジー増強法を考えたイギリス人のタリア，実は空手の達人なのよ。なんでも空手初段だとか。

習人　マジっすか？　CBTスキルだけじゃなくて，空手でもかなわないなんて，自信なくしちゃうなあ，ボク。

教子　スキルもそうだけど，統合失調症の認知行動療法を実施するにあたってもっとも大切なものは何だと思う？

学実　やっぱり，認知行動モデルに基づいた理解，ですか？

習人　いやあ，まずはなんといっても患者さ

んと仲良くなることじゃないですかね？

教子　認知行動療法を始めたベックは，88歳のときにこんなふうに言っているわ。「どんな問題を抱えている患者さんであっても，先入観にとらわれずに，温かく受容的で安心感のある態度を示しましょう」って。

習人　ベック，最高だなあ。生きているうちに会っておきたかったな。100歳じゃなくて110歳まで生きていてくれたら会えたかもしれなかったのに。

教子　ベックはもう無理だけど，タリアには国際認知行動療法学会で会えるわよ。

習人　イギリス人か，会ってみたいなあ。

学実　会ってどうするのよ。シュウトくん，英語できるの？

習人　たとえ言葉が通じなくても，技と技のぶつけ合いでわかりあえる気がするんだ。

学実　認知行動療法じゃなくて空手の技の話？　シュウトくん，そういう互いの理解を超えた関係づくり，上手だよね。患者さんともそうだし。

教子　そう，認知行動療法に欠かせないのは，治療関係よ。統合失調症の患者さんは，陽性症状や陰性症状だけでなく，コミュニケーションが苦手だったりするし，若年発症の破瓜型なんて，特にそう。何をやってもうまくいかなかった経験からくる否定的な認知やスティグマもあるし，被害的な思いをもつ人も多いわ。

習人　患者さんがそんなふうに被害的になるのも当たり前だと思うんですよ，ボク。

教子　患者さんの体験を当たり前のものとして受け止める「ノーマライジング」が自然とできるのが，シュウトくんの強みね。

習人　もしかして，ボク，ほめられました？　いまの一言で，ボクの自信は見事に復活しましたよ。ボク，昔から打たれやすい一方，ほめられて伸びる子なんです。看護師をやめずにここまで来れたのも，この病棟で先輩方にほめられ，強化されてきたからこそです。

教子　ノーマライジングの際，自分の体験も伝えることで相手に親近感をもってもらうというのも，シュウトくんの良いところね。

習人　もっとほめてくださいよ，ボク，鼻高々ですよ。

教子　すぐ調子に乗るところは欠点かな。自然と使えるコミュニケーションスキルも大事だけど，学んで身につける知識も忘れずにね。たとえば，幻覚といった病的体験は正常な体験とは別個のものではなく，その延長線上にあるわけだからこそノーマライズするわけだけれど，実際どれくらいの人がそういう体験をしたことがあると思う？

習人　どれくらいの人が幻覚を体験しているか？　まったくわからないです。

教子　実は10%以上の人が幻覚を体験していると言われているわ。17,000名のうち幻覚を経験したことのある人は10%（Sidgewick,1894），15,000名のうち幻覚を経験したことのある人は13%（Tien,1991）という調査結果があるの。そういう疫学的な知識も大切。主観だけではなく，客観的な事実も伝えることで，患者さんはあなたの発言を信じてくれるようになる。そうやってスティグマを和らげつつ，納得のいく説明をするのも支援者の役割ね。

学実　でも，幻聴や妄想をそのまま認めちゃっていいんですか？　「隣のベッドの患者さん

が自分のものを盗んだ」って言うのに対し，「そうですよね」と返すのは抵抗があるのですが。

　教子　あら，幻聴や妄想を受容するというのは，その内容をそのまま認めるわけではないわ。そんなことをすれば，短期的には患者さんに味方だと思ってもらえるかもしれないけれど，長期的には妄想を強化してしまうから，患者さんのためにはならないわよね。

　学実　じゃあ，そういうときどうすればいいんでしょう？　「宇宙人に狙われているから，電波を防ぐためにアルミホイルを体全体に巻いているんだ」という患者さんに，「それはあなたの妄想ですよ」と言ってしまっては，患者さんに「コイツにはわかってもらえない」と思われちゃいますよね。

　教子　さて，シュウトくんならどうする？

　習人　そうだなあ，ボクなら「それってどういうことですか？」と尋ねたり，「そうなんですか。ボクにはちょっとわからないですね」とか，言ったりするかなあ。

　教子　そうね。注意深く質問することで，事実かどうかを先入観をもたずに見極められるとよいわね。

　学実　でも，「宇宙人に狙われている」だなんて，絶対に事実じゃないじゃないですか。

　教子　シュウトくんはどう思う？

　習人　そんなふうにまったく理解できない体験だと考える必要はないんじゃないかな。宇宙人がいるかどうかはわからないけど，もしそうだとしたらとても怖く感じるだろうし，アルミホイルで電波を防げるのかどうかは別として，そんなふうにアルミホイルで身を守ろうとするのは無理もないし，そのせいで生活も大変

になっているというのはわかる，って言うかな。

　教子　いいわね，その言い方。

　学実　なるほどね。でも，シュウトくん，患者さんに「お前はどうせ，宇宙人なんていないと思ってるんだろ？　俺の話なんて信じてないんだろ？」と言われたら，どう答えるの？

　習人　そのときは，こう言うよ。「ボク，宇宙人って，いてもおかしくないと思いますよ。『ムー』を読むたびにそう思いますもん」って。

　学実　何よそれ。仮にも医療従事者たるもの，科学的でないと。

　教子　そのとおりね。そのときは正直に「自分にはよくわかりません」でいいのよ。そして，そのうえで「そう考えて，大変な思いをしているのはわかります。その大変さがなんとかなるよう，お手伝いしたいと思います」と言えばいいのよ。

　学実　なるほど，そう言えばいいんですね。幻聴や妄想は「強化」せず「共感」する，ですね！

語りと行動から読み解く

　習人　幻覚とか妄想って，どんなときに起こるんですかね，それがわかれば，なんとかなるんじゃないですか。

　学実　そんなのがわかれば，苦労しないんだけど。

　教子　あら，タリアの研究によると，半数以上（52%）は，症状の起きるきっかけを特定できたそうよ。

　習人　へえ。そういうときはやっぱり嫌な

表1　セルフコントロール行動の３段階

①セルフ モニタリング	自分の行動を自分で観察し，記録する
②自己評価	観察した自分の行動を評価する
③自己強化	自己評価にもとづいて自分の行動を強化する

気分になりますよね。

教子　72%が苦痛，36%が行動が妨害される，と感じたそうよ。

習人　気持ちと行動が影響されるんですね。そうならないよう，症状を自分でなんとかできればいいですよね。

学実　症状なんて，自分でコントロールできるものなんですか？

教子　セルフコントロール行動理論って，知っているかしら？　カンファーという人が1970年代に唱えたのだけれど。

学実　いえ，70年代のことはあまり知らないです。ベビーブームで今と違って子どもが多かったこととか，大阪で万博が開かれたことくらいしか。

教子　では，そんな昔のことではなくて，最近のこと，マナミちゃんが看護学生だったときのことを思い出してみて。マナミちゃん，看護師国家試験に向けて準備をしているとき，勉強をやめたくならなかった？

学実　そりゃ，なりましたよ。勉強なんて放り出して，テーマパークに遊びに行きたいなあ，と何度思ったことか。

教子　そうよね。それでも放り出さずに勉強を続けたのはどうして？

学実　そりゃあ，勉強して試験に合格すれば，念願の看護師になれるわけですから，目の

前の誘惑はグッと我慢しました。

教子　不思議よね。学習理論からすれば，直後に良いことがある行動はオペラント条件づけにより強化される。テーマパークへ行くと楽しい思いをするから，また行こうと思うわよね。それに対して，試験勉強はやっても楽しくない。直後に良いことがあるわけではなくて，良いことが起こるのは何か月も後。それなのに，大変な思いをしてまで勉強できたのはどうしてなのかしら？

学実　それは，私には看護師になるという目標がありましたから。

教子　そうよね。直後ではなくずっと先のことを考えて，自分で自分を励ましていた，自己強化していたのよね。先のことを目標にがんばるって大変よね。

学実　なので，自分がどこまで進んでいるのか，問題集の進み具合をチェックしていました。

教子　つまり，セルフモニタリングね。

学実　セルフモニタリング，それに自己強化？

教子　セルフコントロール行動には３段階あるの（表1）。つまり，長期的な目標，マナミちゃんの場合は看護師国家試験の合格へ向けて，自分が問題集のどこをやっているかを把握して記録し，それにもとづいて進み具合を評価し，予定通り進めるよう自分を励ましてきたということね。

学実　確かにそうですね。でも，それがどう，幻覚や妄想のコントロールにつながるんですか？

教子　同じよ。統合失調症の症状に対する対

処行動についても，この3段階が当てはまる。症状対処行動も同じようにモデル化できるわ（Breier & Strauss,1983）（表2）。

介入に使えるスキル

学実　同じようにセルフコントロールができそうというのはわかったのですが，そもそも，どうしてそんな症状対処行動が必要になるんでしょうか。幻覚や妄想のような症状への対処なら，抗精神病薬をのめばよいのでは？　実際，私たちナースも「つらいなら頓服のみますか？」と患者さんに服薬をすすめることがよくありますし。

教子　服薬も1つの症状対処行動ね。それはそれで有効よ。でも，対処行動は1つに限らずいろいろあると良いわよ。

習人　前にやった「コーピングは質より量」というやつですね。シャドー空手だけじゃなく，シャドーボクシング，シャドームエタイ，シャドーサバットとか。

教子　それもあるわね。そもそも，統合失調症はどういうメカニズムで発症するのだと思う？

学実　それはやっぱり「ストレス脆弱性モデル」で説明できるんじゃないですか。ドパミン神経系の機能異常という神経の脆弱性があると，ストレスに対する過敏性が増すわけですよね。そこにストレスが加わると統合失調症を発症する。それが，統合失調症のストレス脆弱性モデルだったと思います。

教子　さすが，マナミちゃんね。理解を深めるために，今回はそこに「媒介要因」を加えま

表2　症状対処行動の3段階

①セルフモニタリング	症状の前兆を観察し，記録する
②自己評価	前兆が症状につながるかを評価する
③自己強化	自己評価にもとづいて症状対処行動をとる

しょう。

学実　媒介要因？

教子　媒介要因というのは，覚醒調節の障害などのことね。ABCDE分析でいえば，確立操作（Establishing Operation：E）かしら（図1）。過剰な覚醒状態は，統合失調症を発症させる要因となるわ。

教子　だから，統合失調症では睡眠が大切なんでしたね。

習人　徹夜すると過敏になって，幻覚が見えたり聴こえたりするもんなあ。

教子　そうやって，幻覚や妄想などの症状が引き起こされると，患者さんはどんな反応を示すと思う？

習人　そりゃあ，不安になりますよ。心臓だってバクバクですよ。

教子　そんなとき，患者さんはどのような認知を抱くと思う？

学実　どう考える，ということですか？　自分には何もできない，無力だと考えるんじゃないでしょうか。

教子　こんな感じかしらね（図2）。

学実　この場合，「行動」としては何があるんだろう？　そういうつらい体験が嫌で，部屋に引きこもるとか？

習人　ボクだったら，幻聴に「うるさいな！」

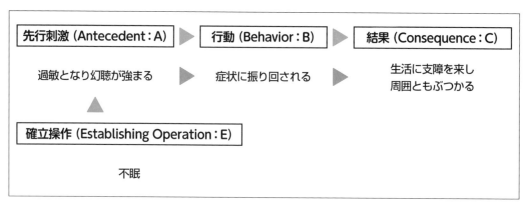

図1　統合失調症の不眠のABCDE分析の例

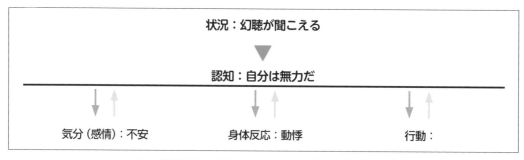

図2　認知行動モデルにもとづいた症状アセスメント①

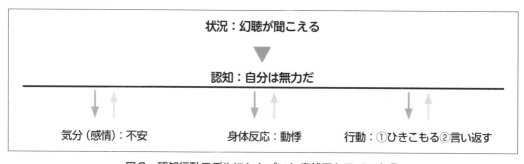

図3　認知行動モデルにもとづいた症状アセスメント②

って言い返すかもしれない。モデル図に書き加えるとこんな感じかな（図3）。

　教子　認知行動モデルにもとづいた症状アセスメントができたわね。さて，「感情：不安」「身体反応：動悸」「行動：①ひきこもる」「行動：②言い返す」といったそれぞれの反応は，幻聴があれば当然の反応だけれど，そういった反応を示すことで，幻覚や妄想はどうなると思

う？

学実 患者さんがそう反応することで，幻覚や妄想がどうなるか，ですか。「感情：不安」や「身体反応：動悸」は，不眠と同じ過覚醒状態でしょうから，幻覚や妄想がますます強くなりそうな気がします。

教子 そうね。不眠と同じように，不安や動悸が確立操作として働くことで，幻覚や妄想が悪化する。

習人 そうか，幻聴を怖がれば怖がるほど，その患者さんの幻聴がひどくなるのは，そういうわけなんだ。

学実 じゃあ，逆に幻覚や妄想を怖がらなければ，幻覚や妄想は悪化せずに済むんですか？

教子 そういうこと。不安を和らげるような症状対処行動を取ることで，症状の悪化を防ぐことができる。

習人 それで，症状対処行動が必要になるわけですね。

教子 そのとおり。では，次，「行動：①ひきこもる」によって，幻覚や妄想はどうなると思う？

学実 ひきこもる，つまり回避によって，つらさは減るのでは？

教子 ひきこもる「回避行動」によって，人とかかわることが減ると，「人から悪く言われる」といった幻覚や妄想は減り，苦痛が減る。そうすると，それがオペラント条件づけにおける強化（「負の強化」）となって，ますます回避するようになる，つまり，一層ひきこもるようになる。

習人 確かに，ひきこもることによって一時的にはつらさは減るかもしれない。でも，それ

って，長期的に見てどうなんだろう？

学実 ひきこもって人と接することが減ると，人から助けてもらうこともできなくなる。おしゃべりしたり，お出かけしたりして，気を紛らわせることもできない。

習人 それどころか，人とうまくやっていく対人関係スキルも身につかず，対人関係がストレスになる。対人関係がストレスになると，幻覚や妄想もひどくなる。

教子 対人ストレスは，幻覚や妄想を悪化させるストレスの代表的なものだからね。

習人 それを思えば，「行動：②言い返す」のほうが，まだマシだな。

教子 それは，「症状に誘発された行動」ね。そういう行動を取ると，何が起こると思う？

学実 幻聴に向かって言い返すってことは，まわりから見ると，患者さんが突然独りで叫んだという感じに見えますよね。そうしたら，まわりの人はびっくりして患者さんを見て「なに，あの人？」とコソコソ言うかもしれません。

習人 まわりの人がそんな反応を返したら，それこそ患者さんは，「自分が噂されている」と考えちゃうじゃないか。

教子 そのとおり。「噂されているんじゃないか」という疑念をもってまわりを見ると，そのとおりだという証拠を見出してしまう。それを「確証バイアス」と呼ぶのだけれど，それによって自分の誤った認知，妄想的信念を強化してしまうわけね（図4）。

習人 まさに悪循環だな。その悪循環を断ち切り，幻覚・妄想が悪化しないようにするには，どうしたらいいんだろう。

学実 悪循環の逆で，それぞれを減らせばい

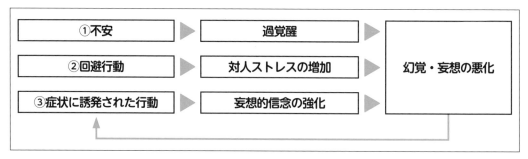

図4　症状悪化の悪循環

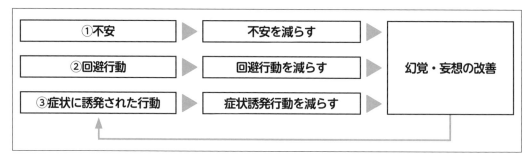

図5　症状悪化の悪循環を断ち切る

いんじゃない？（図5）

　教子　まさに，そのとおり。

　学実　認知を適応的なものに変えていく認知行動療法，そのための行動である症状対処行動というわけですね。

　習人　症状対処行動という行動をとること

で，自分は無力なんかじゃない，できることがあるんだ，と認知も変わりますね！

　教子　そういうこと。今度はその続きをやりましょう。

（次回へ続く）

優れた判断ができる看護師の「頭のなか」を徹底解説！

精神科看護の臨床判断
MSEガイダンス

第10回
「How?」を組み立てるときの「転ばぬ先の原則」④

監修・執筆
武藤教志 むとう たかし
宝塚市立病院（兵庫県宝塚市）
精神看護専門看護師

執筆
崔 明玉 チェ ミョンオ
トキノ株式会社訪問看護ステーションみのり
（東京都）看護師

　熊本市で開催された第49回日本精神科看護学術集会での，MSEワークショップと交流集会にご参加いただきました方々，ありがとうございました。後日，両方にご参加された方から「MSEを使って，自分のいままでの言葉になっていない看護に肉づけを，また不足していた視点を補い，より豊かで意味のある看護実践にしていきます」と，的を射た，すてきなメールをいただき，とてもうれしい気持ちになりました。さて，今回も原則の続きです。「心配事はトリアージする（当事者主体のトリアージ）」「ハイリスク原因（ハイリスク心配事）の優先順位を高くする」「行動変容しはじめたところで気を抜かない」「精神症状の本編（内的体験）をていねいに引き出す」を解説します。

　「原則」と言いながら，適切なケアを組み立てるための備忘録の様相ですが，現場で悩む方々にたった1つでもヒントになれば光栄です。

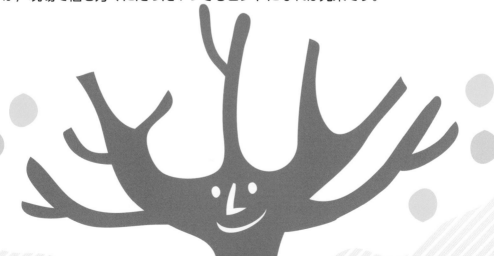

⓭心配事はトリアージする（当事者主体のトリアージ）

訪問看護では特に，看護師1人でかかわるので，訴えや要求が多い利用者さん相手だと巻き込まれやすくなります。「作業所の人たちに悪口を言われている気がして，しんどくなる」や「親が自分の苦しみをわかってくれなくて，しんどくなる」「Wi-Fiがつながりにくくてイライラ，しんどくなる」「薬を飲み忘れてないか気になって，何度も確認してしまって，したいことができなくて，しんどくなる」「エアコンから変な臭いがして，しんどくなる」「電気が眩しくて，しんどくなる」「LINEをいつ返そうか考えると，しんどくなる」「フィギュアが高くて買えないから，しんどい」など次から次へとしんどい話題を展開し，話を丁寧に傾聴したいけど，聴けば聞いたぶんだけ「ああしなきゃ，こうしなきゃ」と，てんてこまい。心配事や困り事の大洪水です。おまけに，看護師がちょっと口を挟んで助言をしようものなら「看護師さんは私の話をいつも遮って，私の話をぜんぜん聞いてくれない」と不満そうになる。このような利用者さんへのケアは，困り事や心配事を聞くことだけで終わってしまうか，モグラたたきのようにひたすら出てきた問題に対処し続けるか，行き詰ってしまうか，のいずれかです。

傾聴は，専門的な意味ではれっきとした短時間カウンセリングで，"心配の整理"とも呼ばれています。多くの場合，患者さん・利用者さんも家族も，多くの困り事に，心配に心配を重ね，心配に圧倒され，もう何が心配で何が心配ではないのかさえも自分では分別できなくなっています。そのような場合，困り事，「心配事のト

リアージ」が有効です。

心配事のトリアージは，B5やA4サイズの紙を使うのがポイントです（右図）。iPadなどの端末に記入するより速く，利用者さんから見えやすく，注意を紙面上に引きやすくなるからです。また，注意を引きやすくなれば，次から次へと話をする利用者さんにも「大事なことを書きこぼしてしまったらたいへんなので，ゆっくりと」と会話のペースをコントロールしやすくなります。こうした対話をするとき，これまでに解説した「4. 言葉の裏にある思い（欲求）を引き出す」「7. 正常と異常の線引きをきちんとしてからケアを考える」「9. 問題点をあげるときの主語は患者さん・利用者さんにする」「12. 事実は，予告編ではなく，本編で理解する」なども意識しながら実践してみましょう。対話の場面で実践できていなくても，訪問後に記録を見直しながら経験学習サイクルを回せばOK！

さて，心配事を話しきったら，次は心配事の重要度と緊急度（重要度×緊急度＝優先順位）を決めます。このときにもコツがあります。「重要度と緊急度のどちらも高いものは何でしょう？」と尋ねると「あれもこれも……」となりがちですし，自分の対処能力を過大評価して「これもできるし，あれもできるし，それもできるな」と結局キャパオーバーのタスクに取り組んでアップアップのしんどい状態になってしまいがちです。そうならないように「この中で次回の訪問へまわせるものはどれ？」や「しばらくの間は放っておいてもよさそうなものはどれ？」など重要度と緊急度が低そうなものから

選べるように尋ねてください。このようにして，心配事のトリアージができると，優先順位の高い心配事から，それを解決する対処行動や資源を探しやすくなります。

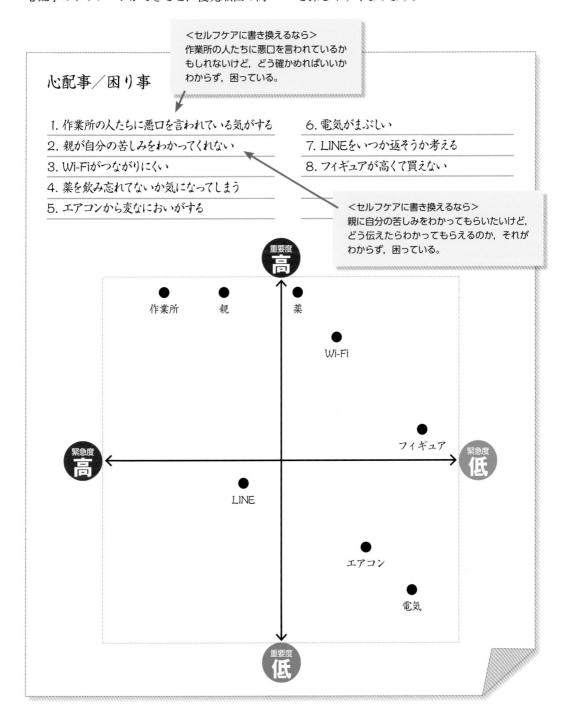

<セルフケアに書き換えるなら>
作業所の人たちに悪口を言われているかもしれないけど，どう確かめればいいかわからず，困っている。

心配事／困り事

1. 作業所の人たちに悪口を言われている気がする
2. 親が自分の苦しみをわかってくれない
3. Wi-Fiがつながりにくい
4. 薬を飲み忘れてないか気になってしまう
5. エアコンから変なにおいがする
6. 電気がまぶしい
7. LINEをいつか返そうか考える
8. フィギュアが高くて買えない

<セルフケアに書き換えるなら>
親に自分の苦しみをわかってもらいたいけど，どう伝えたらわかってもらえるのか，それがわからず，困っている。

重要度 高

● 作業所　● 親　● 薬
● Wi-Fi
● フィギュア

緊急度 高 ←→ 緊急度 低

● LINE

● エアコン
● 電気

重要度 低

⓮ハイリスク原因（ハイリスク心配事）の優先順位を高くする

　ケアを組み立てるための原則「13. 心配事はトリアージする」は，複数の心配事があるときに重要度と緊急度のマトリクスを用い，患者さん・利用者さんに優先順位を決めてもらうものでした。主体性をもってもらうためにも心配事のトリアージを患者さん・利用者さんにしてもらうことはとても重要なことです。その一方で，患者さん・利用者さんにとって優先順位が低くても，看護師からすると，先送りできない優先順位が高いもの，患者さん・利用者さんが気づいていなくても，看護師が気づいている優先順位が高いもの（右表）があるかもしれません。これらを「ハイリスク原因」と呼びます。ハイリスク原因となるのは，「①セルフケアレベルを大きく低下させる原因となる精神症状・心理

的反応・薬剤の有害事象（副作用）」「②複数のセルフケアレベルを低下させる原因となる精神症状・心理的反応・薬剤の有害事象（副作用）」「③健康・生命に大きな影響を及ぼす原因となるもの精神症状・心理的反応・薬剤の有害事象（副作用）」の3つです。患者さん・利用者さんの優先順位と看護師の優先順位に相違があるときは，「10. 違和感（自我異和性）を育む」ための「ゆるい直面化」というコミュニケーションスキルが役立ちます。

　これらのハイリスク原因については，「治療的介入が必要なものかどうか」「看護だけでなんとかなるものかどうか」の見極めが欠かせません。

ハイリスク原因①

> セルフケアレベルを大きく低下させる原因となる精神症状・心理的反応・薬剤の有害事象（副作用）

ハイリスク原因②

> 複数のセルフケアレベルを低下させる原因となる精神症状・心理的反応・薬剤の有害事象（副作用）

ハイリスク原因③

> 健康・生命に大きな影響を及ぼす原因となる精神症状・心理的反応・薬剤の有害事象（副作用）

表　本人にとって優先順位は低いが実はハイリスクな例

セルフケア項目	セルフケア低下の例	原因・要因	なぜハイリスクなのか
セルフケア全般	ひとつのことが気になりはじめると，それがずーっと気になり，ほかのことがぜんぜんできなくなる。	【思考】反芻思考，強迫観念，固執傾向 【感情】不安 【自我】没我，没入	いわゆる「とらわれ」の精神症状はセルフケア全般を低下させてしまう。
空気・水・食物	ときどき食事がまずく感じるようになって食べられないけど，お菓子は食べられる。	【感情】抑うつ気分 【意欲】異常な偏った食欲増進 【知覚】味覚異常 【薬剤】H_1遮断と5HT2c遮断による耐糖能異常と脂質代謝異常	低栄養や電解質異常，病的多飲水，耐糖能異常や体重増加などによる心血管系リスクの増加などは，生命の危険に直結する。
空気・水・食物	最近ちょっとむせるようになったけど，年齢によるものかな。	【薬剤】D_2遮断作用（錐体外路症状）による嚥下機能低下 【薬剤】抗精神病薬と抗コリン作用の併用による咳嗽反射低下	誤嚥性肺炎は，とくに高齢者の場合はより重症化し，生命の危険に直結する。
排泄	私は，3−4日便秘が続くと腹が苦しくなルけど，下剤があるから大丈夫。	【薬剤】抗コリン作用による便秘	麻痺性イレウスや下剤の乱用による脱水という生命の危険に直結する。
孤独と付き合い安全を保つ	調子が悪くなると呂律が回らず，イライラして会話の相手を怒鳴ってしまうけど，怒鳴ってしまえばスッキリする。	【薬剤】D_2遮断作用（占拠率90%以上）によるディスフォリア 【薬剤】D_2遮断作用によるジスキネジア 【感情】焦燥，怒り，攻撃性	他害や深刻な対人関係トラブル，対人関係の破綻に直結する。
安全を保つ	寂しくなると，リストカットをしてしまう。でも，リストカットをするとボーっとしてきて，寂しさを感じなくていい。	【感情】寂しさ，悲しみ，苦悩 【外観】自傷行為，希死念慮 【自我】解離	自傷（とくに病理が重いもの）や自殺企図，希死念慮は生命の危険に直結する。

⑮行動変容しはじめたところで気を抜かない

　私たちが患者さん・利用者さんに提供するケアや支援はいつ終結すればいいのでしょうか。一言で言えば、「その人らしい生活の再構築」ということになるのでしょうが、その「その人らしい生活が再構築された」とは、どのような状態なのでしょうか。

　セルフケアのレベルが「5（自立と自律のレベル）」や「4（指導者や助言を聞き入れたり、自分から相談できるレベル）」になることが1つの目安です。また、セルフケアのレベルが「3（少し手を貸してもらえるとできるレベル）」であっても、自分から「手を貸してもらいたい」と言えるようになっていたり、セルフケアのレベルが「2（ほとんど世話をしてもらわないとできないレベル）」や「1（1人ではなにもできないレベル）」にならないように予防的なセルフケア（その中心になるのがクライシスプラン）を継続できることもひとつの目安になります（PDCAサイクルを1人で回せるようになる：2023年7月号のp.044を参照）。

　セルフケアは文字通り、セルフでケアすることです。病気になると、それまで意識することなくできていたことでさえできなくなり、やり方を変えなければならないことが出てきます。セルフケアの支援を考えるうえで多くのヒントを与えてくれるのが「行動変容のステージとプロセス（トランスセオレティカルモデル）」という枠組みです。このモデルは、飲酒や喫煙、暴食、ギャンブルなど望ましくない行動を変えることについて扱ったものであり、自発的に行動が変えられた人がどのような手立てをもっているものかを明らかにしたもので、慢性疾患看護に携わる看護師にとってとてもなじみ深いものではないかと思います。

　このモデルはセルフケアにも応用することができます。患者さん・利用者さんがセルフケアを変え始めると、つまり「実行期」に入ると私たち看護師は「これでもう大丈夫だ」と安心して支援の手を緩めがちです。しかし、実行期は行動変容の完了期にはまだほど遠く、この段階で支援の手を緩めてしまうと、以前の段階に後戻りしてしまいがちな段階なのです。

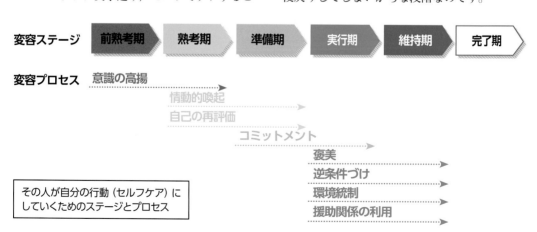

⑯精神症状の本編（内的体験）を丁寧に引き出す

　ある個人の心の中で，主観的に体験したさまざまな気持ち（感情）や考え（思考），思い出したこと（記憶）などのことを内的体験と言い，それは体験しているその個人にしかわからないことです。内的体験が言葉や表情，行動など外的体験に表れて，はじめて他者はそれに気づいたり，知ったりすることができます。

　たとえば，あなたがAさんに親密さや安心感，喜びを感じ（感情），「これって，あの人のことが好きなのかも」と考え（思考），「もっと仲良くなりたい」と思い（欲求），「初恋の人とどこかちょっと似てるし」と思い出し（記憶・認知），「こくりたいけど，ふられたら嫌だし，それで気まずくなるのも嫌だしなぁ」と思い（思考・感情），それでもあなたは「ちゃんと好きだと伝えよう」と意を決した（思考・認知）とします。ここまではすべて内的体験です。あなたがAさ

んに好意を伝え，交際を申し込んだとすると，これが外的体験になります。外的体験は他者から観察できるので，他者はあなたについて「Aさんに"恋愛感情"を抱いた」とか「"告白"をした」という言葉でくくって理解できる（言葉でくくる＝概念化できる）わけです。でも，他者は，告白に至るまでにあなたにどのような心の動きがあったのか，つまり，どのような感情を抱いたのか，どのような思考を巡らせたのか，どのようなことを思い出したのか，葛藤があったのかなかったのか，などは推測できても，あなたに尋ねなければ知ることはできません。尋ねたとしても，そこで語られたことが内的体験のすべてでもありません。私たち精神科看護師が扱う「精神・心」というものは，そんな内的体験なのです。

　「内的体験」と「言葉として語られた内容」は

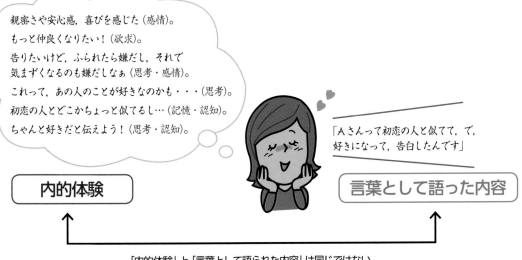

親密さや安心感，喜びを感じた（感情）。
もっと仲良くなりたい！（欲求）。
告りたいけど，ふられたら嫌だし，それで
気まずくなるのも嫌だしなぁ（思考・感情）。
これって，あの人のことが好きなのかも・・・（思考）。
初恋の人とどこかちょっと似てるし…（記憶・認知）。
ちゃんと好きだと伝えよう！（思考・認知）。

内的体験

「Aさんって初恋の人と似てて，で，好きになって，告白したんです」

言葉として語った内容

「内的体験」と「言葉として語られた内容」は同じではない。

同じではありません。多くの場合，端折られています。この端折られた部分にその人の精神状態を理解するとても大事なものが隠れていることもあります。

　次回は「⑯精神症状の本編（内的体験）を丁寧に引き出す」のうち、「内的体験の作られ方を知っておく」「異常な内的体験の作られ方を知っておく」「異常な内的体験への距離の取り方について尋ねる」について触れ，内的体験のアセスメント方法について解説します。

内的体験を言葉にしてもらうときの注意点

1. 自分自身でも気づいていない内的体験や無意識的に抑圧された（認めたくない）内的体験がある。

2. 自分自身でも忘れてしまっている内的体験（長期記憶にならなかった内的体験），何かきっかけがないと想起できない内的体験がある。

3. 社会的に望ましいとは思われていない内的体験は，無意識的に隠したり，過少に報告したりすることがある。

4. 内的体験は言葉で説明しにくく，また，選んだ言葉がその内的体験を説明するうえで相応しいものではないことがある。だから，言葉にされた内的体験をすべて鵜呑みにはできない。

内的体験を引き出すコミュニケーションスキル

・外的体験を手がかりに内的体験を引き出す：
外的体験（出来事の事実や時系列）を言語化してもらい，時系列で整理し，順を追って，見たものや聞いたこと，嗅いだもの，味わったものなど出来事の事実を手がかりにして，「その時に考えたことは？」や「その時，どんな気持ちになった？」「その時，何か思い出したことはあった？」などのように尋ねる。

・内的体験を手がかりに別の内的体験を引き出す：
言葉にした内的体験を手がかりにして，「それを思い出した時の気持ちはどんなだった？」や「その気持ちになった時，頭の中で何を考えていた？」「その時に思い題したことは何だった？」などのように尋ねる。

・相手の用いている言葉を使うというスキルを使う：1つ1つの言葉の意味を「それって具体的にどういうこと？」を確認する。

・標準化というスキルを使う：社会的に望ましいとは思われていない内的体験を語ってもらいたいときは，標準化というスキルを用い，「多くの人がそのようなとき，○○という気持ちを抱くものですが，あなたはいかがでしたか？」と尋ねる。

・リフレクションというスキルを使う：
外的体験を語ってもらっているときの表情や仕草から，「いま，ちょっと眉間にしわが寄りましたね」や「その話をしている時に肩を落とされましたね」と尋ねる。

深田徳之
ふかだ のりゆき
精神科認定看護師　MBA（経営学修士）

第16回
認知症の将来推計①

「認知症ってそんなに増えないの!?」そんな認知症の将来推計に関する研究報告が今年5月に発表されました。九州大学の二宮教授から出された『認知症及び軽度認知障害の有病率調査ならびに将来推計に関する研究』で，二宮教授御自身の2014年の同じ研究では日本の認知症患者数が2040年には800～950万人にまで急増する，となっていました。しかし今回，10年後である2024年に再調査を行うと認知症発症率の低下が反映され，2040年の我が国の認知症患者数は584.2万人，MCI患者数は612.8万人という予測に下方修正されました。

もう1つ，東京大学大学院の笠島研究員から出された論文では，20年後の日本では人口高齢化にもかかわらず認知症患者の総数は減る，という予測を世界で初めて発表されました。こちらの論文では，認知症患者数は2016年では510万人のところ，2043年では465万人に減る，という推計を出されています。

二宮教授の研究では認知症患者数は「そんなに増えない」，笠島研究員は「減る」とされていますので，私たちもこれまでの認知症への認識を改めたほうがよいかもしれません。

なぜこんなに認知症患者数が増えない，または減る予想となったのでしょうか？　これはまず従来の認知症リスクとされてきた喫煙や運動不足，糖尿病などの生活習慣病ですが，これらは喫煙率の低下や減塩を始めとした食生活の見直し，健康日本21などの認知症予防活動が普及してきたことや，高血圧や高脂血症などのリスク要因となる疾患の治療技術の進化・開発，高齢者自身の健康活動などの要因が考えられます。

しかし，みなさん。現在の認知症の最大のリスク要因はなんと「学歴」なんです！　こちらは千葉大学の研究なのですが，教育年数，所得，最長職という3つの社会的因子と高齢者の認知症リスクを調査したもので，結果として教育年数「13年以上」に比べて「6年未満」で認知症リスクが男性で34%，女性では21%高くなることが確認された，というものです。また所得では「400万円以上」に対して「199万円以下」の女性は認知症リスクが17%低くなり，最長職「専門・技術職」と比較して，男性では「管理職」「技能・労務職」がそれぞれ14%，13%低くなり，「職に就いたことがない」人では25%認知症リスクが高い傾向があることがわかりました。

この千葉大学の研究から考えると，小・中・高の6・3・3で12年なので，大学・専門卒以上は認知症リスクが低い，ということになります。一方で今年80歳になる高齢者は1944年生まれで戦時中に生まれています。戦後の混乱期ではどこまで教育を受けられたか疑問です。勉強よりも日々の食事のほうが優先だったのではないでしょうか。しかし，時代の変化とともに高卒は当たり前，現在では大学進学率は50%を超えています。こうなると年代ごとに教育を受けている期間が長くなり，認知症リスクが低下している人が増えていくことが考えられます。認知症予防，実は「学校教育が重要」だった！　ということで学びは大切ですね。

次回は「認知症の将来推計②」でエンターテイン！

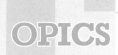

伝える技術で看護力UP！
プレゼンテーションを学ぶ

　本稿は過日行われた第49回日本精神科看護学術集会 in 熊本での企画「伝える技術（スキル）で看護力UP！　プレゼンテーションを学ぼう！（深田徳之さん，坂間なつみさん，仲村渠和志さん，村上 誠さん）」の内容を雑誌掲載用に再編集したものです。本稿では，プレゼンテーション資料作成のポイントと，実際にプレゼンテーションをする際の立ち居振る舞い・話し方についてのポイントを紹介します。

ポイント①　ワンスライド・ワンメッセージ

　相手にきちんと自分の考えが伝わるプレゼンテーションのために必要なのが，適切なプレゼン資料（スライドづくり）です。プレゼン資料についても上手な人，そうじゃない人。実はけっこうくっきり分かれるものです。今回はパワーポイントを使ったスライド作成についてすぐ役立つ基本のチェックポイントを話して行きましょう。

　最初にチェックするのはワンスライド・ワンメッセージになっているかです。1つのスライドには1つのメッセージしか載せない。つまり，伝えたいことを1つに絞るのが原則です。1枚のスライドにたくさんのメッセージを詰め込んでしまったり，メッセージと直接関係のないイラスト写真を入れたりというのは，ついついやってしまいがちです。しかし，かえって注意が分散してしまって，印象に残りづらくなるものです。もしどうしても2つのメッセージを言

いたいのであれば，2枚のスライドに分けるほうが良いですね。

　たとえば図1のスライド。ぱっと見てどんなふうに感じますか？　第一印象としてごちゃっとしていて，字が多い小さいですよね。1枚のスライドに多くのメッセージ・グラフを詰め込むと，こういうことになりがちです。これをワンスライド・ワンメッセージということで，作り直してみると図2のようになります。ずいぶんすっきりした印象ですよね。このように伝えたいことがもともと2つあるのであれば，無理に1枚に押し込もうとせずに，このようにスライドを2枚分けてつくればいいわけです。

ポイント②　文字の大きさ

　次に気をつけるのは，離れた場所からでも瞬間的にわかりやすいスライドにすることがポイントです。たとえば文字の大きさ，場所の広さによりますが，あんまり小さな字だと聴いてる人は読むことができません。他にも余白・行間がなくって字がぎっしり詰め込まれていると読みにくいですよね。また強調したい点にパッと視線がいくように目立たせるということも大事です。だいたい50名定員の会場であれば，最低でも24ポイント以上が必要です（それ以上小さくなるとほぼ見えません）。50名定員以上の会場であれば32ポイントはないと厳しいかもしれません。ちなみに私は32ポイントを基本にスライドを作成しています。遠くから見ても瞬間的にわかりやすいだろうか？　具体的に

精神科認定看護師／
MBA（経営学修士）

深田徳之
ふかだ のりゆき

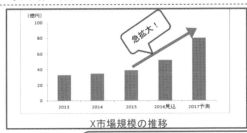
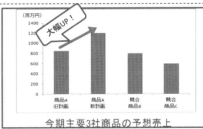

図1 印象としてごちゃっとしていて，字が多い小さいですよね。1枚のスライドに多くのメッセージ・グラフを詰め込むと，こういうことになりがち[1]

は，文字の大きさ，余白・行間，注目させたい点が強調できているだろうか？　この点に注意してスライドをつくっていきましょう。

ポイント③　聴き手にメッセージを訴えかける

　最後のチェックポイントは，メッセージが聴き手に訴えかけるものになっているだろうか，という点です。単なるタイトルを出すのではなく，聴き手に伝えたいこと，これが目立つところにメッセージとして描かれていると，とてもわかりやすくなります。

　たとえば，図3のスライドを見てみましょう。

グラフが載っててて，よく見るといちばん下の線のA社が急に伸びていて，そのぶん，いちばん上の線（自社）が落ち込んでいます。そうやってグラフから読みとると，「あー，どうやらこれはまずいことになっているなー」となるわけですが，スライドのいちばん上の目立つところには，売上額，月別の変化，これだと聴き手が，売上が一体どうなってるのかをいちいち目で見て読みとって考えていかないといけません。実はスライドのいちばん下にそのメッセージがあるんですが，気づくのはしばらくたってからです。これは聴き手に対して不親切と行っていいですね。ですので，スライドのタイトル

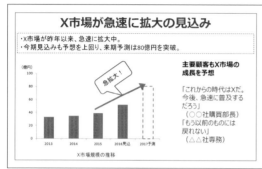
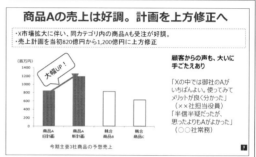

図2　ワンスライド・ワンメッセージで作り直してみると [1]

部分にもメッセージ性をもたせて，またグラフの中でもそのデータをどのように読みとっていくべきか表現してみました。

　図4のような感じです。ライバルのA社の売上の急増と，そのタイミングでの当社の落ち込み，これは大変まずい事態ですから，早く手を打つ必要があるということを，スライドの頭で骨太に打ち出してみました。また，グラフの中にもメッセージを入れてみました（これらのことは話しながらも解説しています）。でも話すのみならず，スライドの中にも書いておく。つまり聴き手は，耳と目の両方からメッセージを受けとって，より強く印象付けていくわけですね。また，これはプレゼンする側も実は楽なことです。まずはメッセージを読み上げているといいプレゼンになるわけですからね。

実際のプレゼンテーション

　せっかくよい中身とスライドをつくっても，発表者の見た目・立ち居振る舞いがマイナスポイントになってはもったいないですよね。ここではプレゼンテーションをするときの立ち居振る舞い・話し方のチェックポイントについて，基本的なものを取りあげてみます。

1) アイコンタクト

　プレゼンに慣れていない多くの人がやってしまいがちなチェックポイントです。手元の資料やスライドの写ったスクリーンばかり見てしまっている，会場を見渡すにしても，きょろきょろ目が泳いでいたりする。プレゼンの際には聴き手の目を見て語りかけるということはとても大切です。アイコンタクトは会場にいる1人当たり2秒とか3秒。それを会場まんべんなく見られるように意識するといいですね。ちなみにスライドページを送る時にパソコンのキーボードを操作しようとすると，どうしてもその際視線が外れがちです。リモコンを使ってみることで，視線をキープしたままスライドを操作することができます。

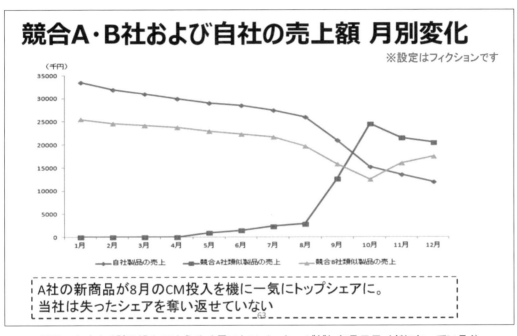

図3　よくよく読み込んでようやく言いたいメッセージがわかるスライドになっている[1]

2) 姿勢

　プレゼンで多くの人がやってしまいがちなチェックポイントの2つ目。姿勢。体重を両足均等にかけて立って，背筋をきちんと伸ばすようにしましょう。猫背だとどうしても暗い印象を与えてしまいますし，いわゆる休めの姿勢で体重を掛けてる足を交互に変えてしまう。これもやっぱり落ち着きがなく，頼りなさそうに見えるものです。あくまで自然に天井から頭の頂点を糸で吊られているこんなイメージをもってすっと立つのがおすすめですね。きちんとした姿勢だと，同じことを喋ってても，説得力が大きく違ってきますよね。

3) ジェスチャー

　3つ目のポイントは話しているときの動作です。自分で意識していなくても余計な動作をしてしまう，ということはしばしばあります。たとえばペンのキャップをいじってみたり，もってる紙を丸めてみたり……というような具合ですね。話すときの手は横に自然に垂らして動かさない。あるいは動作をするときは堂々と動く。止まるときには止まる，メリハリをはっきりと付けるようにしていきましょう。余計な動きがなくなると，見苦しさもないし，信頼感も出てきます。余計な動作がなくなると，自分が強調したいところで行うジェスチャーが引き立

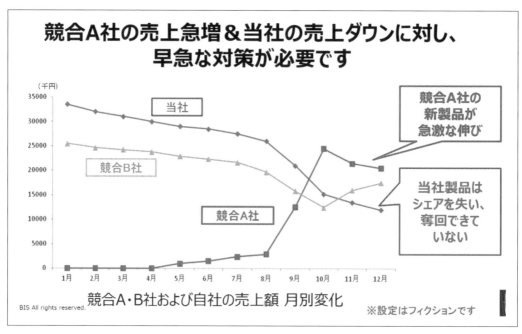

図4 スライドのタイトル部分にもメッセージ性をもたせてる[1]

つものです。

4) ヒゲ言葉をなくす

4つ目が話し方のチェックポイントです。「えー」や「あのー」など，内容と関係なく，合いの手のように挟まる言葉，いわゆる「ヒゲ言葉」の言葉をいかになくすかということです。みなさまも経験があると思いますが，ヒゲ言葉が多いと，聴き手の集中力はガクッと落ちてしまいます。「えー」や「あのー」などのヒゲ言葉がなくなるだけで，「この人なんか慣れてるな」「上手だな」「落ち着いてるな」というふうな印象を受けるものです。こうした印象が，結果とし

てプレゼンそのものの説得力となって効いてくるわけですね。ヒゲ言葉を極力なくす。みなさん，ぜひ意識してみてください。

5) 語尾までクリアに

続いて話し方のチェックポイント。「語尾までクリアに発音」です。これも実は非常に多い。途中まではハキハキしゃべっていても，語尾になって急に曖昧になってしまう。これを語尾まで，きちんと声を出して言い切る。語尾まで鮮明に話すと，聴き手が理解しやすいだけではなく，自信をもっている印象を与えることもできますよね。

6）「間」を効果的に使う

特にプレゼンに慣れていないと緊張してしまいつい一本調子の同じスピードで話してしまいがちです。しかし気持ちに余裕をもってうまく「間」を使うと，続きが気になってもっともっと聞きたくなったんではないでしょうか？特に自分の伝えたい，大事なことを言う前，あるいはその言った後などは，少し間を取ると効果的です。

おわりに

伝わるプレゼンテーションのために必要なことは何か。それは気持ちの余裕です。余裕がないからつい「えー……」などのヒゲ言葉が多くなってしまったり，言葉を探してしまったり，語尾をはっきり言い切ることができなかったり，「間」をとらずにとにかく一気に話し切ってしまおうとします。

気持ちの余裕はこれから自分が話すことをきちんと自分が理解している，何をどんな順番で話すのか，しっかり頭に入っている，聴き手から何かツッコミが来たとしても大丈夫と思えるかどうかがカギとなります。そのためにも準備・リハーサル・練習はとても大事です。

プレゼンを行うときには状況が許す限り，本番とできるだけ同じような状況・シチュエーションをつくって，一通りリハーサルで話してみるようにしてみましょう。そうすることで，実際に話してしっくりくる言い方，言い回しがわかってみたり，自分の話し方のくせに気が付いたりします。プレゼンの前にぜひ，こうしたリハーサルをくり返してみてください。

そしてなるべく多くの場数を踏む。スキルを高めて行くのに経験に勝るものはありません。ただし，場に慣れて鈍感になるっていうだけではダメです。そのつど，自分のプレゼンを振り返ってみて，改善点を見つけて1つずつ良くして行く，この姿勢が大事ですね。もしプレゼンする機会に恵まれたら，ぜひ積極的に手を挙げて，そのチャンスを掴んでみてください。

本稿をお読みいただいて「プレゼンは苦手だな」と思ってた方も，「これならちょっとがんばってやってみるかな？」「積極的にプレゼンに取り組んでみようかな？」そんな気持ちになっていただけると幸いです。どこかでみなさんの素敵なプレゼンテーションを見られる機会を楽しみにしております。

〈引用・参考文献〉
1）グロービス，吉田素文監：グロービスMBAで教えている プレゼンの技術 人を動かす勝利の方程式．ダイヤモンド社，2014．
2）PPDTP：PowerPointで何でも作る！ 神業パワポ．インプレス，2021．

言語は「精神の窓」
言語解析からわかること②

清水 純 しみず じゅん
大手前大学国際看護学部（大阪府大阪市）／大手前大学大学院国際看護学研究科（大阪府大阪市）
教授／医科学博士

 ## データ収集と実際の研究方法

1）フラクタル次元の適応

　数学的な解釈を求めるような表現が出てくるが，できるだけ簡単に書き進めていきたい。先に説明をしたランダムウォークは線形表示となるので，次は，これを使ってフラクタル次元を計算することになる。フラクタル次元とは，たとえば，海岸線に入り組んだ地形の複雑さを測定し数値化して表すことができ地質調査などに使用されている。端的に言えば，フラクタル次元が高ければその海岸線に入り組んだ土地の構造はより複雑といえる。逆に低ければそうではないこととなる。

　また，私たちの日常で聞く（あまり聞かないかもしれないが）「次元」という言葉は，主に0次元（点）・1次元（線）・2次元（多角形）・3次元（立体）などが一般的であるが，フラクタル次元は実数で表すことができる。たとえば，統合失調症患者のフラクタル次元は，1.02，1.05，健常者の言語は，1.18，1.24などと表すことができる。言語は1次元となるので，フラクタル次元は必ず1〜1.9の間での数値となる。

　実際の研究結果は，統合失調症患者と健常者との間でのフラクタル次元は，日本語と英語の両方で健常者の方が優位に高かった（$p<0.05$）。これはいったい何を表しているのかと言えば，

統合失調症患者の文章のフラクタル次元が低いということはメッセージ性が低く，単なる文字（母音）の羅列であり，思考障害などの言語機能障害の影響を受けていることを表している。これに対して，健常者のフラクタル次元が高いのは言語機能障害の影響を受けていないため，メッセージ性が高いという解釈になる。つまり，フラクタル次元を文章の複雑さを測定する指標としたのである。別の言い方をすれば母音の密度を測定したという言い方ができる。なお，フラクタル次元の実際のデータについては，次回研究3）で提示する。

2）フーリエ変換

　最後の数学的な解釈はフーリエ変換である。これについて説明をしておきたい。そもそもフーリエ変換（Fourier transform）とは，「実変数の複素又は実数値関数 f を，別の同種の関数F に写す変換のこと」などと説明されるが，ややこしくなるので，これ以上深く説明をするのはやめておく（フーリエ変換については専門書がたくさん出ているのでそちらを参照されたい）。フーリエ変換は音響・振動測定分野において重要な解析方法の1つで，私たち医療者にとっては日常に身近なものである。脳波，心電図，脈波，これらはすべてフーリエ変換を応用したものである。では，母音をフーリエ変換すると何

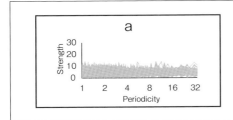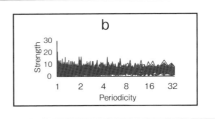

図1　日本語：母音「あ」のフーリエ変換データ（a）NJ：健常者（b）SJ：統合失調症患者。周期（periodicity）の関数としてパワー（strength）の値をプロットした

がわかるのか。本研究では，母音をフーリエ変換することにより，母音の周期を計算したのである。まだまだわかりにくいかと思うのでさらに端的に説明する。要は，NJとSJそれぞれで母音「あ」の場合は何文字に1回，母音「い」の場合は何文字に1回，母音「う」の場合は……というように周期を母音の間隔数として捉えたのである。

　フーリエ変換に使用する数値化するための元データは意外にシンプルである。3つのプロセスで作成する。①テキストを読み込み，漢字・漢字ひらがな文（カタカナを含む）を「ひらがな」に変換する。②「ひらがな」に変換された文字を，母音「あ」「い」「う」「え」「お」に分類する。③出現母音に対して「1」，それ以外を「0」とし数値化する。例を挙げると，「私は，清水です。」という文章を「わたしはしみずです」とひらがなに変換し，次に，「あああいあいいうえお」と母音に変換する。母音「あ」の場合）→「110100000」，母音「い」の場合）→「001011000」となる。フーリエ変換に使用する数値化データの生成方法（①〜③）は，Microsoft Excel（2016）VBAを使用してプログラムを組んだ（図1）。

　実際の母音「あ」のフーリエ変換は図1よう

になる。いくつもの線が重なり合っているのは，NJとSJのすべてのサンプルの合計を表している。つまり，NJで言えば90，SJで言えば45の線を重ね合わせた結果として提示している。この2群間で注目していただきたい箇所はピーク（strength）の高い箇所である。NJとSJともに特に周期6-16周辺である（NJとSJとの間では母音周期6〜9で有意な差がみられた）。

　ここから考察されることは，文章の意味は母音6〜9の周期で構成されていることを表している。つまり，統合失調症患者の「言葉のサラダ」や「言語新作」は健常者とは異なる母音周期のパターンで構成されているために，意味のわからない言動や内容となることを表している。

　また，同じ母音をくり返して使用するために，結果的に短い周期となることも結果として解釈できる。他の視点で説明を加えると，有名な日本語「俳句」の形式は5，7，5，「和歌」の形式は5，7，5，7，7である。したがって，日本人は周期5，7をもっていると考えられる。これが文章の意味を構成する母音6〜9の周期に近い範囲で当てはまる。つまり，統合失調症患者はこの本来持ち合わせているであろう周期5，7のリズムが思考障害などにより破壊されていると

も考えられる。

本研究により，統合失調症にみられる「言葉のサラダ」や「言語新作」は，シニフィアン（母音）とシニフィエ（言語）のつながりを欠いた状態であり，この乖離が大きいことにより生じていることが母音を数理的に解析することで明らかになった。これは，ラカンの主張する古典的精神医学理論を本研究結果により実証したといえる。

 ## データ数の設定

私が本研究に着手する前に行った研究2）では，国内外の著名な作家による文学作品を対象にした。研究対象とした作家は，三島由紀夫や太宰治，シャーロックホームズの冒険を代表作とするアーサーコナンドイル（Sir Arthur Ignatius Conan Doyle），赤毛のアンなどを代表作とするルーシー・モード・モンゴメリ（Lucy Maud Montgomery）であった。これらの文学作品は，文字数が数万から数十万におよぶため，当然，解析文字（母音）数は増えることになる。しかし，本研究の統合失調症患者の言葉のサラダのように，思考障害の程度が重度の場合には，数万から数十万字におよぶ長い文章を作成するのは困難であろうことは容易に想像できた。実際に先行研究等で探してみたが，やはり長い文章に該当するものは見当たらなかった。むしろ，200〜300字程度の短文が多かった。このため，128文字を解析対象文字とした。128文字というのは，フーリエ変換を行う際にデータ数を2の階乗で計算することで高速フーリエ変換（fast Fourier transform：FFT）が適応できるためである。実際に本研究では高速フー

リエ変換で解析を行った（これ以上は説明を省く）。

これにより，データ数はいくらでも増やして計算することができると考えたためである（数十万，数百万，それ以上の文字数でも解析可能）。逆に128文字でも有効な結果が得られると判断した。また，これは研究3）においても同様である。詳細は後に説明するが，研究3）は主に自殺者の遺書を解析対象としたが，この遺書も文字数が200〜300字程度のものが多くを占めていたことから，このデータ数128文字を設定根拠とした。

 ## 研究2）について

先述したように，国内外の著名な作家の文学作品を対象にして言語解析を行った。統合失調症患者の言語解析も行ったが，ここでは主に国内の著名な文学作品（三島由紀夫，太宰治）の解析結果について説明する。なお，この研究でのデータ数は研究1, 3）よりも長いデータ数（20,000文字）を用いて解析した（図2）。

図2abにそれぞれ三島由紀夫と太宰治の文学作品の母音のランダムウォークパターンを示した。三島由紀夫のランダムウォークパターンは一貫性があるように見える。これは母音の使用が規則的で均等に使用されたか，あるいは心情な理由に伴う言語の使用に何らかの規制がかかっていることが考えられる。これに対して，太宰治の母音のランダムウォークパターンは，母音の規制は受けておらず，むしろ分散しているよう見える。次に，図2cdをみていただきたい。この図は両者の年齢（加齢）に対して文学作品のランダムウォークパターンのスロープ（傾き）

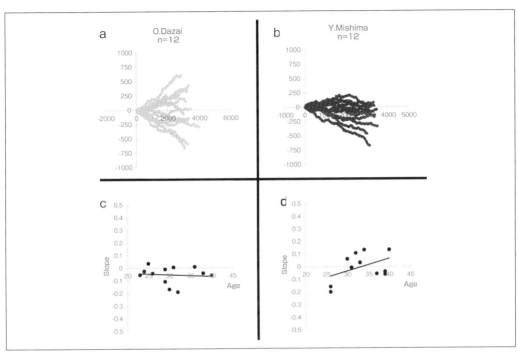

図2　（a）三島由紀夫の文学作品のランダムウォークパターン，（b）太宰治の文学作品のランダムウォー
　　　クパターン，（c）線形近似によって得られたランダムウォークパターンのスロープを三島が文学
　　　作品を書いた年齢の関数としてプロットした。（d）線形近似によって得られたランダムウォーク
　　　パターンのスロープを太宰が文学作品を書いた年齢の関数としてプロットした

の値（線形近似値）をプロットしたものである。三島由紀夫の傾き（図2c）はほぼ一定であり，母音「お」の使用が生涯を通じてわずかに優勢であったことを示している。しかし，太宰治（図2d）のスロープ（傾き）を見てみると，母音「あ」の使用が加齢とともに急に増加していることがわかる。これらから，人は年齢を重ねるごとに使用する母音の傾向が定まってくるということが示唆された。

　次回，最終回では第二次世界大戦でいわゆる特攻隊員によって家族（両親，配偶者，婚約者，子ども）あてに書かれた遺書を対象とした研究について紹介し，本研究の成果が看護の実践にどのような知見をもたらすかについて述べていきたい。

〈引用・参考文献〉

1）Jun Shimizu, Hiromi Kuwata, Kazuo Kuwata：Differences in fractal patterns and characteristic periodicities between word salads and normal sentences：Interference of meaning and sound. PLOS ONE, 16（2），e0247133. 2021.
2）Jun Shimizu, Kazuo Kuwata：Fourier Analysis of Written Words Focusing on Vowels：From Word Salad to Literary Works. Journal of Literature,Languages and Linguistics, 63, p.35-51, 2019.
3）Jun Shimizu, Naoki Aizu, Yuki Murase, Kouji Yamada：Elucidation of suicide judgment signals and improvement of prediction accuracy based on new mathematical analysis of vowels in Japanese. International Journal of Japanese nursing care practice and study, 12（1），p.1-12, 2023.

特別記事

「関係性」ってなんだろう？

当事者から医療者へ問いかける

升明とびら

ますあけ とびら
ライター／ファシリテーター

よく使う言葉だけれど

人と人が交わるうえで，「関係性」という言葉がよく使われます。これは精神科に限った話ではありませんが，精神科看護の世界では特に「関係性」という言葉が大切なものとして扱われているような気がします。実際に，私が過去に入院した病院の案内には「精神科の治療は，ひとりひとりの方と関係を築いていくことから始まる」とありました。それだけ，精神科看護の世界において，「関係性を築く」ことが重要なのだと感じました。

しかし，「関係性」とは一体どのようなものなのでしょうか？　「関係性を築く」または「関係性が築ける」とはどのような状態なのでしょうか？　何気なく使ってしまう，しかしよく使われるこの「関係性」という，見えないけれど大切なものについて，少し考えてみたいと思います。

「関係」という言葉を辞書で調べると，「二つ以上のものが互いに関わりあうこと」とあります（デジタル大辞泉）。お互いが作用しあっている状態，と私はとらえています。身近な例をあげてみましょう。「私は友だちだと思っているけれど，相手もそう認識してくれているだろうか」「自分はそこまで距離が近くないと思っていたけれど，友だちだと言われてしまった」

など，人との関係をどのように説明すればよいのか困ってしまった経験をしたことがある人もいるのではないでしょうか。

このように，普段の生活では「関係性」が二者の間で双方が作用してできているものであることを，私たちは無意識に理解しています。しかし，看護の研究や事例の発表などではどちらか一方の意見だけで「関係性が築けました」という内容の話がされることがほとんどです。どちらか一方だけができたと思っている「関係性」は，果たして本当に「関係性が築けた」と言えるのでしょうか？

私と訪問看護師さん

私が「関係性」というものを意識したのは，訪問看護師さんとのかかわりがきっかけです。彼女は対話を大切にする人で，はじめて出会った1年半前からたくさんお話をしてきました。しかし，私と彼女とでは育った環境も，好きなものも，普段の生活の仕方も大きく違いました。1番の大きな違いは，ひとつの物事に関する考え方です。私は，はっきりとものを言ってしまう癖があります。一方で彼女は，私が言ったことをネガティブにとらえ，すぐに悶々と抱え込んでしまいます。私がなんの意図もなく言った一言で，彼女は大きなショックを受け，私たち

の関係はギスギスしてしまいます。はっきりとものを言わないことが苦手な私は，彼女に対して「いつもの感じと違う」「どうしてそんなにしゅんとしているの？」と怒り気味に問い詰めてしまい，彼女はさらに自分の殻に閉じこもってしまう。その結果，私たちは口論になり，お互いの誤解が解けるまでに早くても2時間，長いときには数日かかることもあります。

しかし，どんなに激しい口論になっても（たとえどちらか一方が泣き出すような大きなケンカであっても）私たちの関係が途切れることはいまのところありません。私たちの間に溝ができるたびに，ふたりでそれを埋めてきました。

ある訪問日に，お互いの共通点について話すことがありました。そのとき私たちは，2人とも頭を悩ませてしまったのです。なぜかと言うと，ぱっと思いつく共通点がなかったからです。好きな食べ物も，話すスピードも，性格も，まるで違っています。「私たちふたりの関係ってなんか面白いよね」と笑い合いながら話したのを覚えています。

どうして，こんなにも違っているふたりの人間が関係を続けることができているのか？　もしかすると「関係性」は必ずしもうまくいっているように見えるものとは限らないのではないか？　私たちの間には「関係性」ができていると言えるのか？　たくさんの問いが私の頭に浮かびました。これが，私が「関係性」について考えるようになったきっかけです。

もっと多くの人と話をしたい

「こんなにも違っているふたりが関係を続けることができているっておもしろいよね」

看護師さんのこの言葉から，事例検討会で発表する計画が始まりました。私が支援者側にいる人に伝えたいことは何か？　訪問看護師として伝えられることは何か？　私たちが関係をつないできた過程を誤解なく伝えるにはどうするか？　ふたりでたくさん対話を重ねてきました。私ははじめて「当事者」という立場でお話する経験だったので，頭を悩ませることが多くありました。「批判を受けたらどうしよう」「当事者の話なんて聞いてもらえないのではないか」このような不安が頭のなかをめぐっていました。一方で，「これの面白いポイントってどこだろう？」「ほかの人はどんなふうに思っているのかな？」という興味もあり，当日まで私の心のなかではさまざまな感情がひしめき合っていました。

はじめての発表は，株式会社円グループの事例検討会でした。代表の寺田さんは私が登壇することを快く承諾してくださり，当日も私の話に真剣に耳を傾けてくださいました。そして，終了後には「おもしろかったよ」という声をいただき，ほっとした気持ちや安心した気持ちで胸をなでおろしました。特に印象に残ったのは「当事者の人から問いかけがあったことがおもしろかった」という寺田代表からの感想でした。

過去の私の発表は「関係性ができたと思うときはどんなときですか？」という問いかけから始まっています。「この問いについて，もっとたくさんの人の意見が聞いてみたい」「もっとたくさんの人に私の想いを伝えたい」という思いを抱くようになりました。

そして，たくさんの方の意見が聞きたいと思い，学術集会の交流企画として発表するに至りました。企画では「どんな人たちが来てくれる

かな」「関係性に興味がある人って本当にいるのかな」など，さまざまな不安がありました。実際に会が始まってみると，小グループでの話し合いは活発になり，多くの人が「関係性」という言葉に興味をもっていることに気づきました。私は交流会が行われている間，ドキドキとわくわくが混在したような感覚でいました。そして，終了したときには，ほっとしたのと同時に時間がとても短く感じられ「もっといろいろな話を聞きたい」と思いました。これからも，いろいろな場で，たくさんの人と「関係性」について話をしたい。もっと私の言葉を届けたい。あいまいだけど，きっとあいまいなままにしてはいけない。そのような想いをもって，これからも機会がいただける限り，活動をしていく予定です。

このような企画のなかで，さらにたくさんの人の「関係性」に関するエピソードや自身の定義を聞くうちに，「関係性」という言葉のあいまいさにあらためて気づきました。それと同時に，看護師さんと当事者の「関係性」に興味関心をもつ人がたくさんいるということにも気づきました。

✎ 当事者からみた「関係性」の印象

精神科の治療には「関係性」が大切だという割には，実際に病棟で関係性をつくろうとしてくれる看護師さんは少ないような気がします。一度も受け持ちの看護師さんと会わずに退院したこともあります。ここまで極端でなくても，受け持ちなのにお話できなかったり，相手のことをよく知らなかったり。それには病棟という，一時的にいる場所としての特性も理由としてあ

げられると思いますが，それが関係性をつくろうとしなくていい理由になるとは思えません。

また，関係性が築けたかどうかを看護師さんが判断することにも疑問を抱きます。なぜなら，先に述べたように関係性は相互作用で成立するものだからです。

看護師さんと私たち患者側では，立っている目線が違うし，もっている知識や考え方も違います。生まれた場所も，育った場所も，大切にしたい考えも，もっている価値観も違います。そんな私たちが「関係性」を築くためには，お互いが，相手のことを知りたいと思うことから始まります。そして，それがどちらか一方だけの思いではだめで，双方がそう思っている必要があります。

看護師さんだけが自分のものさしだけでものをはかっているわけではないでしょう。みんな，自分のものさしをもっているはずです。しかし，そのものさしで相手をはかるのではなく，相手のものさしに興味をもってみるだけで，関係性をつくる一歩になるかもしれません。

また，看護教育では関係性をつくるために，傾聴と共感を重要視するよう教わると聞きます。相手とコミュニケーションをとるうえで，傾聴や共感は大きな役割を果たしてくれるものです。話をよく聞いてもらえたら不安に感じていたことが和らぐし，共感してもらえたらさらに安心することができます。

では，教育機関で教わることと，現場の実際のこの大きな差はどうして生まれてしまうのでしょうか。相手に振り回されないようにするためでしょうか。共感しすぎて看護師さん自身が疲れてしまうのを防ぐためでしょうか。どうして学生のときにやっていたことと反対のことを

するようになってしまうのでしょうか。

　その理由として知ったのが「共感疲労」という言葉です。相手の話を聞きすぎることで看護師さん自身が疲弊してしまう。看護師さん自身が疲れてしまっては，「関係性」をつくっていくことはきっとできません。

　では，看護師さんは私たち患者たちの話を聞かなくてもいいのでしょうか。「関係性」をつくることを諦めていいのでしょうか。

対話の積み重ねから始まる

　私が「関係性」をつくろうとするときに欠かせないと思うことのひとつは，対話をすることです。どちらか一方が「ただ話を聞く」「少し嫌なことがあっても我慢する」のではなく，お互いに，お互いのことを知ろうとしていく。それこそが，「関係性」をつくっていく第一歩になるのではないかと私は考えています。

　対話という言葉を聞くと現場で働く看護師さんには「そんな時間ないよ」「相手に振り回されちゃったらどうするの」といった否定的な意見をもつ方もいると思います。しかし，そんなに構えなくてよいのです。毎日10分も15分も向かい合ってお話をしてくれと言っているわけではありません。

　廊下ですれ違ったときに「おはよう」とあいさつをしてくれること。「今日のごはんおいしかった？」と一言聞いてくれること。「また明日日勤で来ますね」と帰り際に教えてくれること。傍から見たら大した話ではないことですが，一見どうでもよさそうな話をくり返すことが，私たちの安心につながっています。この小さな積み重ねによって，私たちは「この人は敵ではな

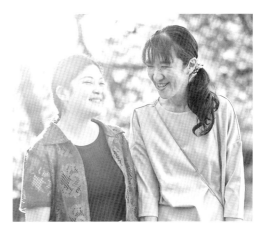

写真1　升明とびらさんと訪問看護師の都築歩美さん（撮影：Riyona）

いかもしれない」「この人は安全な人かもしれない」と思うことができるのです。対話をとおして関係を深めていくとは，このような小さな会話の積み重ねです。

　だから，「関係性」をつくっていくなかで必ずしも傾聴や共感をする必要はないと私は考えています。なぜなら，看護師さんもひとりの人間で，自分の価値観をもっているはずだからです。話をするなかで，自分と同じ価値観だと思うこともあるでしょう。しかしそれ以上に，疑問に思うことや，「それは違うでしょ」と納得できないと思うこともあるはずです。時には，自分の嫌なことを言われて怒りを覚えるかもしれません。そのときに，決して感情任せではなく，その疑問や自分が感じた思いを相手に投げかけてみてほしいのです。

「相手のことを知りたい」

　先に例にあげたように，訪問看護師さんと私の間にはたくさんの違いがあります。だから

たくさんケンカをするし，認識のずれも生じてしまう。それでも私たちがここまで関係を続けることができたのは，私たちが2人とも「相手のことを知りたい」と思っていたからだと私は考えています。お互いに，もっている文化の違う相手に対して興味をもっていて，「どうして彼女はこの言葉で傷ついてしまったのだろう」「どうして私の意図と違うようにとらえられてしまったのだろう」「彼女は一体何を考えているのだろう」とケンカになった原因や，双方の認識がずれてしまった背景がなんなのかを明らかにしようとしてきました。その結果，最初は苦手だと感じていた訪問看護師さんとここまで一緒に時間を過ごすことができ，私は彼女に対して「いっしょにいるとほっとする」と思うまでに至ったのです。

「関係性」は目で見ることができません。また，あるひとつのものさしではかることもできません。ある場合にはまわりからも認められる

ほど双方の距離が縮まっていたのに，一瞬にして「二度と会いたくない」と大きく離れてしまうこともある。「関係性」を築くことは，難しいことです。

しかし，対話をして「関係性」を築いていくことは，まだ現場での経験が浅かろうが，経験をたくさん積んでいようが関係なく誰にでもできることです。なぜなら，対話には特別な技術がいるわけではなく，必要なのは「相手のことを知ろう」と思うことだからです。

ここまで，私が考える「関係性」について述べてきました。では結局「関係性」とはなんなのでしょうか？ 関係性が相互作用だという私の考えも，本当に正しいのでしょうか？

あらためて考えてみると，「関係性」というのは極めてあいまいなもので，つかみどころのないものであるように感じます。「関係性」について考えることが，「関係性」をつくることの第一歩になるのかもしれません。

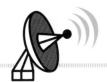
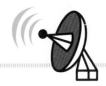

パラボラアンテナ

☺ ギャンブル依存症の記事を興味深く読ませていただきました。以前受け持たせていただいた患者さんの奥様がギャンブル（パチンコ）に深く依存していて，そのことが患者さんをとても悩ませていて，回復にも影響していました。あのとき，この記事で紹介されているようなピアグループを奥様に紹介することができたら，その後の展開はどんなふうに変わっていっただろうかと考えながら読ませていただきました。

（滋賀県・湖のそばに住むの訪問看護師・看護師）

編 座談会の司会のようなものを行いながら，ピアの力をまざまざ目の当たりにしたという印象があります。みなさまつらい体験を話すなかでもとても笑顔が素敵だった。「以前はこんなふうに自分の気持ちを話すなんてできなかったんですけど，仲間の支えがあって，いまは前向きに取り組んでいます」そんなふうにお話される様子はやはりピアの力をあらためて信じさせてくれるものでした。

☺ 訪問看護をやっています。訪問看護をしていると，これは自分の業務なの？ ということを頼まれたりします。ちょっとした買い物とか。関係性を考えるとい「それは自分の仕事ではありません」とも言えないし，全部そのとおりにしてしまうと依存されてしまうのではないかという不安があります。他のステーションはどうしているんだろう。

（京都府・頼まれると弱い看護師・看護師）

編 難しいですよね。実は実は，今年の月刊『精神科看護』ではまさにそのテーマを扱います。自立支援を旨とする精神科看護において，患者・利用者さんの生活上のちょっとしたお願いにどう向き合うか。明確な答えではないかもしれません。でも間違いなく参考になる記事が紹介できそうです。

☺ 横のつながりができない。SNSなんかみているとみんな楽しそうに集っている。どうやったらあんなふうに仲間ができるの？ 私も同じ立場の人たちに相談に乗ってほしい！

（千葉県・更新に悩む精神科認定看護師・看護師）

編 所属している支部の研修への参加や，任意の団体の勉強会に参加してみるのはどうでしょうか。いま，いろいろな任意団体の研修会・勉強会の情報を可視化するマップの作製を検討中です。

☺ 企画の提案です。看護学のいわゆる古典がいまの臨床でどのように活用できるのか。そんな学習会の企画はどうでしょうか。精神看護で活用される理論家の，これまで何十年と積み重ねられてきた看護学の知見がもっともっと臨床に活かされないのはもったいないことだと思います。

（群馬県・精神看護学教員・看護師）

編 ぜひ実現させましょう。編集者が知りたいのはそれら理論家がその理論を研ぎ澄ませていった背景にある歴史的・社会的な文脈です。そのことを踏まえることによってその理論をより深く理解できるんじゃないかと考えています。

月刊『精神科看護』で新たに読者コーナーが開設！ 読者のみなさまからのおたよりを募集します。雑誌の感想，最近うれしかったこと，悩んでいること，ニュースで気になったこと……などなど，どんなメッセージでも構いません。掲載されたメッセージには編集部から一言ずつお返事します。メッセージは本文最大200字まで，それに①お名前（ご希望の場合はペンネーム），②お住まいの都道府県，③ご職業（任意）をあわせて記載のうえ，次の投稿先までお送りください。E-mailは〈ed@seishinkango.co.jp〉，SNSはDMで〈X（旧 ツイッター）公式アカウント：@seishinkangopub〉〈Facebook公式アカウント：株式会社精神看護出版営業部または精神科看護〉。あなたの思ったこと，感じたことを聞かせてください！

どん底からのリカバリー
WRAP®を使って。

第57回 ▶ **2024年，いま，必要なこと③**

アドバンスレベルWRAP® ファシリテーター
増川ねてる ますかわ ねてる

ここ2か月にわたって，「いま，必要なこと」というテーマで書いてきました。そして一つの答えとして，「正確な情報」というところに話が進んできました。それを受けて，立った問いが次のもの。

Q41　「正確な情報」は，どこにあるのか？

前回は，「正しい情報を求めて〜僕の場合〜」と小見出しをつけて，いま，取り組んでいることを書き始めたところで終わりになりました。こんなふうに書きました。

WRAPの資料を何度も見返しましたし，関連する書籍を集めて読みました。「希望」「自分の責任」「学ぶこと」「自分のために権利擁護する」「サポート」。それらに触れている（と僕が思った）本をまずは集めることから始めてみました。

今回は，この続きです。

「正しい情報」を求めて〜僕の場合〜

WRAPを使ってもリカバリーが起きなくなったときに，僕が思ったのは，「もしかしたら，僕はまだリカバリーを知らないかもしれない」ということでした。それで，僕に「リカバリー」を示してくれた「WRAPのリカバリーのキーコンセプト」を1から勉強し直すことから始めました。なにか大切なことを見落としているのかも知れない。そう思って「希望」「自分の責任」「学ぶこと」「自分のために権利擁護する」「サポート」に関するの本を集めようとしたのですが，これが難航しました。

「希望」は『希望のつくり方（岩波新書，2010)』

「自分の責任」は『完訳 7つの習慣 人格主義の回復（キングベアー出版，2013)』

これまで読んでいた本も，購入し直しました。というのは，当時，新型コロナウイルス感染症の影響で，それまで住んでいた千葉県の家に行くのができなかったからです。僕は家族のいる群馬県での生活を始めたところでした。いまでは考えられないですが，2020年当時は外出の規制がありましたし，県を跨いだ移動はでき

ない状況でした。とにかくAMAZONで本を集めました。ところが，なかなか増えていきません。これまで読んでいた本以上のものがなかなか出てこないのです。

「リカバリーのキーコンセプト」としてあげられているくらいだから，「重要な概念」に違いないし，そんな特殊な「言葉」ではないと思うのですが，なかなか「書籍」が見つからない。インターネットで，「検索」を続けるものの，なかなか情報が集まらないのです。これは，何かがおかしい。やり方が，間違っているのかも知れない。

探索の方法を変えることにしました。

①"原文"にあたる

ふと思ったのは，「希望」「自分の責任」「学ぶこと」「自分のために権利擁護する」「サポート」で，「検索」をしたから，行き詰ったのではないか，ということでした。もともと「WRAP」は，アメリカの当事者たちが自分たちのリカバリーの取り組みを集めて，そこで見えたものを体系化し，進化をしてきたものです。つまり，"英語で書かれたもの"なのです。だから，日本語で調べても出てこないのではないか。すべてが，日本語になっていると前提していたこと，それが間違いだったのではないか？

そもそも僕が求めている"概念"は，いまはまだ日本に入って来ていないものなのではないか？　と，思うようになりました。それで，原文にあたりました。

「Hope」「Personal Responsibility」「Education」「Self Advocacy」「Support」で探すと，たくさんの情報が出てきたのです。その情報は，おそ

らくアメリカの人なら文化の中に埋め込まれていて，「当然のこと」として知っていることであったり，「新しい概念」として意味が付与されたものもあるようでしたが，たくさん出てきたのです。

あぁ，WRAPは，英語で書かれたものなんだ，と思いました。僕が，リカバリーに行き詰ったのは，日本語で考えていたからでした。リカバリーができなくなった理由がわかりました。

リカバリーを起こす鍵の1つは，「希望」ではありませんでした。「希望」ではなくて，「Hope」でした。なぜ，この区別が必要かというと，「希望」と「Hope」は重なる部分もあるけれども，重ならない部分もあるのです。「自分の責任」と「Personal Responsibility」も，「学ぶこと」と「Education」も，「自分のために権利擁護する」と「Self Advocacy」も。「サポート」だけが，カタカナ語なので「Support」とそんなに意味のずれはないようでしたが，キーとなる概念が，日本語ではズレていたのです。

それが，僕が「リカバリー」できなくなっていた理由だということが，わかりました。そこで，リカバリーの情報に関して，「日本語文献」ではなく，「原文」を当たることを基本にすることにしました。

②そもそもの言葉の意味を知る

そもそも"日本語では"，表現されていないのだ。それを前提とすることにしました。たとえば，「Hope」は「希望」ではないのだと思うことにしました。ちょっと不安になりました。空中に放り出されたような感覚。中学1年生になって，初めて英語を勉強しないといけなくなっ

た時のような感じでした。あるいは，知らない町に引っ越してきたばかりのような感じ。一から学び直しです。不安なのと，ちょっとめんどうな気持ちもありました。

でも，ここは進まないと，人生が進まない。めんどくさくても，不安でも，これをしないと，リカバリーが起きない。重い腰を上げられたのは，そのときがとても苦しかったからにほかありません。リカバリーをしないと，生活が破綻する（当時，体調を崩していて，仕事にも行けなくなっていたのです。また，コロナ禍で，外出も控えるようにと連日TVでも言われていた頃。仕事に行けないので，貯金を切り崩して生活費にあてるようになっていました）。

まず，一からのやり直しだったので，辞書で，「Hope」を調べました。日本語にはなっていないを前提にしたので，辞書は英和辞典ではなく，英英辞典を使いました。Webにあるものだったので，それを日本語訳にするのも簡単でした。語源も調べるようになりました。さかのぼることで，見えてくるものがありました。ネイティブではない僕にとっては，「語源」を知ることは，その言葉の背景を知ることにつながり，「語の意味の理解」に役に立ちました。

「Hope」というような知っている気になるような言葉が，実は知らない言葉だったということがだんだんわかっていきます。そして，「Hope」は日本語で「希望」だから，リカバリーには「希望」が必要なんだと思って，「希望」を活用していたことが，リカバリーが起きなくなった原因だったということが明確になりました。リカバリーに重要なものは，「希望」ではなく，「Hope」だったのです。そして，この「Hope」は，僕が普段使っている言葉ではない言葉。なので，わかった気にならず，あるいは安易に「Hope」＝「希望」とはしないで，「Hope」を0から学習することが必要でした。

また，僕の手元にあったのは，『WRAP®』と，『SAMHSA2012』がメインの資料。「Hope」がどう役にたつか，リカバリーにおいてどんな意味をもつかは書いているのですが，「そもそものHopeとは？」については，書いてありませんでした。それで，しばらく「そもそものHopeとは？」を棚上げにしていたのですが，あるとき，お世話になっている大学の先生が，「ねてるさん，私，本を出版したから，お送りするね！」って言ってくれて，送ってもらったのが，『看護のためのポジティブ心理学（医学書院，2021』でした。その中に「Hope（希望）」が扱われていて，そこではスタイナーという人が「Hope」の研究をしていることを知りました。その流れで，日本語版「日本版Hope尺度」というのが開発されていることを知り，論文を読んでみました[1]。

広辞苑第五版（新村，1998）では，希望は"(1) ある事を成就させようとねがい望むこと。またその事柄。のぞみ。(2) 将来によいことを期待する気持"とされている。希望は (1) の意味で使用されることが多く，実際，広辞苑第四版（新村，1991）では定義 (1) のみ記載されている。一方，The Concise Oxford Dictionary (Pearsall, 1999) では，hopeは" (a) a feeling of expectation and desire. (b) a feeling of trust"とされ，願望だけでなく，期待や願望が達成されるという信念などの意味が含まれている。両概念にはずれがあると思われる。一般的に，hopeは希望と訳されることが多く，医学看護

学心理学の分野でもhopeは希望と訳されているようであるが（北村，1983／大橋，2002／篠原・勝俣，2000，2001／渡辺，2002），Snyder, Harris, Anderson, Holleran, Truing, Sigmon, Yoshinobu, Gibb, Langelle, &Harney（1991）のhopeの定義と照らし合わせても，hopeを希望と訳することには問題がある。そこで本研究ではhopeはホープとする。

「Hope」と「希望」は，違うものだということが，論文著者の加藤先生の洞察からも見えました。

③“文脈”で言葉の使い方を知る

「希望」ではなく，「Hope」を知ることを，語源や，構成要素も含めてやってきて，「Hope」の意味をおさえた後に，手元の資料を読んでみると，それまで見えていなかった世界が広がっていました。「ああ，だからHopeがリカバリーにおいて，重要だったんだ！」。リカバリーにおける「Hope」の役割が立体的になって理解できてきました。

また，そもそもの「リカバリー」。これも，語源や，そもそもの「Recovery」ってどういう意味なのかを理解したうえで「この領域で」どう使われているかを学び，「歴史を紐解くことで」（僕は）その意味がやっと見えていきました。つまり，「Recovery」という言葉を学んだだけでは，この「Recovery」は意味がわからず，“文脈の中で”捉えることで，やっと意味がわかる。そんな体験をしました。

みなさんは，「リカバリー」は1900年くらいから使われていた言葉です，という記述をみた

としたら，どう思いますか。それを，日本の研究者が，「論文を検索して調べてみたところ，『リカバリー』は1900年くらいから使われていた言葉です」と書いていたとしたら，それをどう受け取りますか？

- 論文に書いているのなら，そうなんだろうとそのまま受け取る。
- 有名な研究者が言っているなら，そうなんだろうと思う。
- 研究者が言っていることは，信じない
- そんな意見もあるのかな，と1つの考え方として，ひとまず受け止める

またウィキペディアで「リカバリー」について「リカバリー：精神保健福祉分野で，精神疾患を持つ患者が自己実現や生き方を主体的に追求するプロセスのこと。支援の目標として設定されている」と，書いてあったとしたら，どうでしょう（そう書いてあります）？

- ネット情報はあくまでも参考程度で，完全には信じない
- ウィキペディアなら，信じる
- 聞いたことがある感じがするので，これを見て，「これがリカバリーだ」と確信する
- 間違っている情報だなとガッカリする

いろいろな反応があるかと思います。僕も，ちゃんと調べてみるまでは，わかっていませんでした。でも，「リカバリー」を勉強し直してみると，2000年にアメリカで書かれた文章[2]に出会いました。

精神症状の経験との関連でリカバリーの概念が使われるようになったのは，つい最近のことです。私たちのように精神症状を経験する人

は，これらの症状は治らないと聞かされてきました。残りの人生を症状と共に生きなければならないだろうし，もし，適切な薬か薬の組み合わせを見つけてもらえれば，薬が効くかもしれないけれども，ずっと薬を飲み続けなければならないだろうといわれてきました。これらの症状は年をへて悪化するとさえ言われた人も多くいます。リカバリーについては何も聞かされませんでした。

　いま，時代は変わりました。私たちのように，これらの症状を経験する人たちは，情報を交換し，これらの症状のために夢や自分のゴールをあきらめなければならないことはないし，これらの症状は際限なく続くものではないということをお互いから学んでいます。

　精神の分野での「リカバリー」の概念は，比較的新しい時代になってから"使用"されはじめたものだということがわかります。もちろん，病が良くなるという意味合いにおいて，「リカバリー」という語は使われていたのだと思います。しかし，「いま，僕たちが使っている意味でのリカバリー」は，2000年に，「つい最近のことです」と当時の文献にあるものを指しているのです。

「正しい情報」を求めて

　2024年，いま，必要なこと。このタイトル

で書いてきました。そして，それは，「正しい情報」なのではないか，ということで進んできました。僕の場合，

①まず，原文にあたる
②それが書かれた国の「語」を調べる
③文脈の中で，「語」の使われ方を知る。

　というふうにして進んできました。それは，時間がかかる方法でしたが，とても身になるプロセスでしたし，必要なことだったと思います。

　どんな「概念」も，それが生まれた「文化」を背景としてもっています。単純な，言葉の翻訳では意味の移行はできないのだと思います。また，翻訳されたものはどうしても意味がズレている可能性があるということ。文字の理解ではなく，その語が指していることを掴みとること。それが大事だということを学ぶ旅路でした。

　そうしてみると，たしかに「正しい情報」はありました。そして，その「正しい情報」は僕にリカバリーを案内してくれるものでした。。

〈引用・参考文献〉
1）加藤　司：ホープと精神的健康との関連性　日本版ホープ尺度の信頼性と妥当性の検証．心理学研究，76（3），p.227-234，2005．
2）シェリー・ミード，メアリーエレン・コープランド：私たちにとってリカバリーが意味すること（ファシリテーター研修マニュアル　元気回復行動プラン（WRAP™）を含むメンタルヘルスのリカバリー講座，久野恵理訳，2007）．Plenum Publishing，2000．

みなさんからの研究論文や
実践レポートを募集しています

● **精神科看護に関する研究，報告，資料，総説などを募集します！**

　＊原稿の採否

　　(1) 投稿原稿の採否および種類は査読を経て査読委員会が決定する。

　　(2) 投稿原稿は原則として返却しない。

　＊原稿執筆の要領

　　(1) 投稿原稿に表紙をつけ，題名，執筆者の氏名，所属機関，住所，電話番号などを明記すること。

　　(2) 原稿はA4判の用紙に，横書きで執筆する。字数は図表を含め8,000字以内とする。

　　(3) 原稿は新かな，算用数字を用いる。

　　(4) 図，表，および写真は図1，表1などの番号とタイトルをつけ，できる限り簡略化する。

　　(5) 文献掲載の様式

　　　①文献のうち引用文献は本文の引用箇所の肩に，1)，2)，3) などと番号で示し，本文原稿の最後に
　　　一括して引用番号順に掲載する。

　　　②記載方法は下記の例示のごとくとする。

　　　　ⅰ) 雑誌の場合　　著者名：表題名，雑誌名，巻 (号)，ページ，発行西暦年次.

　　　　ⅱ) 単行本の場合　編著者名：書名 (版)，ページ，発行所，発行西暦年次.

　　　　ⅲ) 翻訳本の場合　原著者名 (訳者名)：書名，ページ，発行所，発行西暦年次.

　　(6) 引用転載について

　　　ほかの文献より図表を引用する場合は，あらかじめ著作者の了解を得ること。

　　　またその際，出典を図表に明記する。

● **実践レポートや報告もどんどんお寄せください！**

　職場での実践報告や看護の工夫などをお寄せください。テーマは問いません。研究目的，方法，結果，考
察など研究論文の書式にとらわれなくても結構です。ただし，実践の看護のなかでの報告・工夫に限ります。
8,000字以内でまとめてください (図表・写真含む)。原稿の採否については編集委員会で検討します。

● **読者のみなさんとともにつくる雑誌をめざしています！**

　「クローズアップの取材に来てほしい！」「こんな特集をしてほしい」「この記事は面白かった，役に立った」
など，思い立ったことやご意見などもお気軽にお寄せください。お待ちしております。原稿のデータはメー
ルで下記の送付先までお送りください。

送付先・お問い合わせ

(株) 精神看護出版編集部

〒140-0001　東京都品川区北品川1-13-10　ストークビル北品川5F

TEL. 03-5715-3545　FAX. 03-5715-3546　E-MAIL. ed@seishinkango.co.jp

姉と過ごした最後の日々と
がんから還ってきた私と看護について

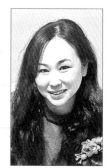

宮川香子 みやがわ こうこ
特定非営利活動法人精神医療サポートセンター訪問看護ステーションいしずえ（大阪府泉佐野市）理事

第8回　食事で思い出したAさんのこと

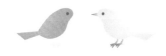

　がんの進行をとめるために，自分なりに良いと信じていたケトン食を入院当日まで続けていたため，術後に提供された病院食に手をつけることが怖かった。いままで生きてきたなかで，食事摂取することがこれほどまで怖いと思ったことはない。出された病院食を目にして，炭水化物や糖質に怖さを感じた。白米を見るだけで胸が詰まった。空腹感もなく，脳が「食べていい」と判断する食事は，味がついてなさそうな野菜や魚のみであった。

　全体の5割も食べずに残していると，ビーフリード輸液をされてしまった。医療としては正しい判断であったが，食べてはいけないと追い込まれている精神状態である筆者にとって，ビーフリード輸液は拒否をしたかった。ビーフリード輸液をされるくらいなら白米や食事量を5割ほど摂取するほうがいいと思ったが，白米を口に運ぶことに抵抗があり，おいしいとも思えず，「身体に害である」と考えてしまうほど精神は追い込まれていた。

　食べることに罪悪感を覚えていた。「強迫で苦しんでいる方はこんな気持ちなのだろうな。私よりもっともっと抵抗があり，この状況が長期間続いているのだとすれば，それはすごくつらいことだろう」と実感した。そして病棟勤務していた時代に出会ったAさんのことを思い出していた。

　Aさんは当時，拒食・過食・嘔吐をくり返して入院されていた。若い女性であった。その患者さんに対し「食べないといけないよ，なぜ食べないの？　ちょっとくらい食べても太らないよ。残したらもったいない，せっかくつくってくれているのに，食べないとしんどくなるよ」と心配した病棟看護師が声をかけていた場面を覚えている。その当時は看護師が心配をして声をかけることは当然だと思っていたが，そのように声をかけられる患者の気持ちをどれだけ理解できていただろうか。

　「どうしても食事を口に運びたくない」と考えている私とある意味で似た状況にあったAさん。私は，「きついな，こんな苦しいつらい精神状態のときにかける言葉かけではないよね。すごく追い込まれてしまう言葉かけだな」と感じた。では，こんな状況のときに周囲の人や病棟看護師，訪問看護師からどんな声かけをしてもらえたら気持ちが楽なんだろう。そんなことを考えながら病院食をゆっくりと，嫌々，

口に運んでいた。

「いまの私だったらどんな言葉がけや寄り添いをしてもらえたら心が救われるのかな。やっぱり糖質をあまり摂りたくないと思っていることに共感してほしいな。癌への怖さや不安に寄り添ってもらい，自分の考えや行動など否定されない声かけがほしいな。認めてほしいし，がんばっている自分をほめてほしいな」と思った。そんなことを考えながら，ゆっくりと病院食を食べていると，あまりにもゆっくりだったのだろう，下膳のために3回も病室をのぞきにこられた。一口一口，なんとか食事を口に運びながら，筆者は当時のAさんから学んだことも思い出していた。

Aさんが私に話してくれたことが，いまでも忘れられない。「食欲が出る薬を飲ませて，食事をとらせようとするのはやめてほしい。騙すようなことはしないでほしい。過食・嘔吐したときに報告するけど2日間は『わかった』と聞くだけにしててほしい。自分でやめられるように努力するから。でも，3日目も報告してきたら『そろそろやめとこう』って優しく声をかけてほしい」

筆者はそれを実行した。Aさんが病棟内で過食しているときも，嘔吐しているときも，筆者が「うんうん」とほほ笑みながらうなずいてみせると，Aさんは「ありがとう」とほほ笑み返してくれていた。苦しい表情のなかに，「明日はやめるから，何もいわずにいてくれてありがとう」という，自分と向き合いがんばって戦っているAさんのなかの，いわば"強いもの"が見てとれた。その翌日のこと，「（吐くのを）やめたよ」と元気に報告しにきてくれたことをいまでも思い出す。「すごいやん！」と2人でハイタ

ッチをした。看護師と患者ではなく，人対人であった。そのときにはすでにトラウマインフォームドケアを学んでいたので，こうした配慮ができたのだと思う。いま，食事摂取に抵抗を抱く自分だからこそ，よりAさんの気持ちがわかるようになったし，今後も看護師としてこの経験を活かして考え続けることの大切さを深く感じた。どこかでA患者さんに会うことがあれば，自分の体験を話そう。そしてまたハイタッチをして，感謝の気持ちを伝えたい。

食事との気持ちの闘いがありながら，痛みとの闘いもあった。手術の翌日からたくさん歩行するように主治医や看護師から言われていた。「スパルタだな」と思いながらも，術後癒着するといけないので歩行をがんばるしかない。それも計画的に。朝食を食べて痛み止めを服薬し，30分後に病棟を散歩する。そんなふうに痛みのコントロールを意識して，歩行しやすくした。ちょっとした工夫で乗り越えることができることが増えるため，仕事復帰をしたらより考えを柔軟にする訓練に磨きをかけよう，そういったことを考えながら病棟廊下をゆっくり歩行していた。抵抗のあった食事も日に日に慣れてきて5割ほど摂取することにできるようになった。創部も順調に回復し予定通りに退院となった。

自宅退院してからも母親は泊まり込みで子どもたちや筆者の身の回りのことをしてくれていた。数週間後，少し痛みが軽減してきたタイミングで，ずっと自宅に泊ってくれていた母親に「もう大丈夫だから帰ってくれていいよ」と伝えると「（摘出した臓器のがん進行状況の）結果が出るまではいます。後悔したくないから」と言われ母親の愛を感じた。

第7通

社会的入院

常本哲郎
つねもと てつろう

拝啓

　みなさま，こんにちは。常本哲郎です。

　今回は，満を持して，このテーマ。「社会的入院」についての考察です。

　長く永い，精神科閉鎖病棟への入院。それを続けさせているものは，あるいはその現状を許しているものは，いったい何なのか。

　数十年入院している当事者も，決してまれではないようです。退院に対するご家族の了解が得られなかったり，そもそもご家族がいらっしゃらなかったりする場合などは特に差はありませんが，地方の場合，たとえば作業所やグループホームなどの居場所が少なく，地域の受け皿がないことなどが，理由としてあげられます。

　しかしながら，「社会的入院」と言えば聞こえはいいですが，実質，一般社会からの「疎外」です。前回でも若干触れましたが，40年ものあいだ，社会的入院を余儀なくされているおばあさんは，ずいぶんと回復し，いまではスタッフとともにディズニーランドへ行けるまでになったそうです。……それでも，社会的入院。いったい何がそうさせているのか，考えずにはいられません。

　いまの日本では，精神科閉鎖病棟の約半床は，高齢者の入院が占めています。そのなかに

は，先述のおばあさんのような例も，相当数あるでしょう。なかば老人ホームと化した，精神科閉鎖病棟。

　以下，ウィキパニオンより引用します。

　社会的入院（しゃかいてきにゅういん：Social Hospitalisation）とは，の本来の趣旨を逸脱して，必ずしも治療や退院を前提としない長期入院を続ける状態のことを指す。

　入院は本来，病状が継続的な看護または医学的管理を要するために，医療機関に留め置く措置であり，病状が快復もしくは安定すれば当然退院し，必要に応じて外来診療に移行することが本来のあり方であるが，医学的観点からは既に入院の必要性が無いにもかかわらず，患者やその家族の生活上の都合により，介護の代替策として入院が行われている点が，社会的入院の特徴である。

　社会的入院は，ホスピタリズムにより精神が荒廃した為に，自立した生活が困難になり，退院後の生活が成り立たないため，年単位の長期入院に繋がり，長期入院により社会性や生活習慣の衰退という社会問題の側面も持つ。

　また，家族などの引き取り手に拒否される，自宅で面倒を見られないために，惰性的に入院

を継続させられている高齢者虐待問題にまで使用される。

　また社会問題として，医療費の増大につながる。日本の年間医療費は2002年（平成15年）度で31.5兆円に達しており，社会の高齢化とともに更なる増加は避けられない。社会的入院は公的医療保険が利用できるため，入院者の家族にとって金銭負担は比較的小さく，あまり抵抗なく利用されがちであるが，総額としての医療費増額に繋がり，国家予算も増大する。

　不必要な入院が招く社会問題として，病床が満床になるために救急要請を受け入れられず，影響が救急医療にも波及し，「救急難民」を生み出している問題もある。大阪市のような大都市でさえ，社会的入院患者の増加で，救急患者を断る事態が増えている。

　経済協力開発機構は2014年に，診療報酬の日数払い制度は医療機関の過剰診療を招くとして，各国に対し，入院日数制限や包括払い制度の導入など，医療保険の支払い制度改革が必要だと勧告している。

　日本では2000年から，傷病の治療は医療機関で，要介護状態の介護はソーシャルワークで，という考え方から介護保険制度が施行された。また病院に対しては，入院が長期に及ぶと診療報酬を減額することで，長期入院の抑制が図られた。しかし未だに医療保険入院は，2009年に介護保険入院の2倍の病床数を占めている。

　……こうした具合に，論述されています。

　日本は他国に比して，脱施設化が遅れており，精神科病床の多さなど，悪い意味で突出している。その根本的な原因として次の点があげられます。

- 精神障害とされる者の両親や親族が，患者の病状の回復にかかわらず，患者の退院を望んでいないケースがある。
- 入院中心主義で，障がい者が地域で安心して生活できる社会資源が，ヒト・モノ・カネともに圧倒的に不足している。
- 日本の精神科病院の9割は私立病院であり，病院経営上なかなか退院させられない。

　精神障害は，「悪」なのか。

　みな，心底好きで精神科閉鎖病棟へ「入院」する人はいないはずです。みずからの置かれた環境や，人間関係，逼迫した精神状態などから，やむを得ず，精神科閉鎖病棟へ入院となる。そのことに，紛れなどないでしょう。

　……そうして，入院してきた当事者と，唯一，日常的に接する方が，あなた。精神科の病棟看護師さんです。

　みんな，苦しい。いったいどうすれば，この苦しみから解き放たれるだろう。入院患者は，だれもが，そう思っています。あなたが，そばにいるだけでいい。医師と話すのは，敷居が高く緊張してしまうけれど，病棟看護師さんである，あなたなら。

　あなたは，当事者のこころの最後の拠り所です。何年，何十年という時間が経過しようとも，それは唯一，ぴかぴかの真実です。

　当事者は，好きで，当事者になったのではない。そのことだけは，忘れずにいてくださることを強く願います。

敬具

学の視点から
精神保健(メンタルヘルス)で
地域をひらく

安保寛明 あんぽ ひろあき
山形県立保健医療大学看護学科(山形県山形市)教授

53

▼53rd Step　　**聞いてはじめてわかること (3)**

数回にわたって予告しておりました，日本精神科看護協会山形支部での「こころのサポーター養成研修」や「依存症研修」が無事に開催されました。今回のこの原稿では，どんな感想があったか，どんな研修だったかを，全部は伝えきれないかもしれませんが記します。

今回と次回の2回にわたって，当事者や経験者の声や存在や場から学ぶことについて，紹介していきたいと思っています。

「場」を学ぶことからはじめた2日間

日精看山形支部で開催された，依存症研修2日間のスケジュールを大まかに表にしました。依存症研修では，鶴岡市にある鶴岡ダルクの全面的な協力をいただいています。

1日目に，経験者の言葉や場を感じることを行っています。ダルクの見学では，スタッフルームやミーティングルームなどを見学して，さらに実際のミーティングにも同席あるいは見学させてもらう機会がありました (図1)。

あらためて2日間の構成は，
• 経験者の語りを聴き
• ダルクという場に行って感じ
そのうえで，

• 翌日に理解とケアを (再) 確認する
という2日間の構成でした (表1)。

先に「人と場を知る」ことから入るというのは，すごくいい経験だったと思っています。

先に人と場を知る

先に援助技法やケアを学んでから当事者との接点ができると，多くの人は「援助技法やアセスメント法を頭に思い浮かべながら人と関わる」ことになります。でも，そのことは，援助者である自分と援助がないと精神的に危機に陥る相手という関係性への先入観を作ってしまわないでしょうか。

私は，メンタルヘルスの分野で多くの当事者が苦労するのは，実は個人の精神的危機というよりも，「自分の感性や感覚は誰とも共通ではない」ということを経験するからではないかと考えています。でも，実際問題「感覚はすべての人にとってオリジナルで独特」ですよね。でも，それでもその「オリジナルで独特な感覚」が「人とのわかりあえなさ」になってしまうこともあります。では，この「オリジナルで独特な感覚」が「わかりあえなさ」になることについては，どうやって乗り越えていくのでしょ

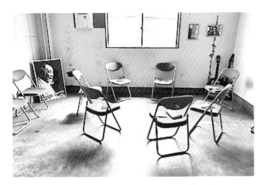

図1　鶴岡ダルクのミーティングスペース

表1　研修のスケジュールと内容

1日目午前	導入と経験者の語り （訪問看護，経験者）
1日目午後	ダルク見学・ ミーティングの見学も含む
2日目午前	依存症に関する理解とケア （専門看護師，精神保健福祉士）
2日目午後	事例検討 （グループワーク）

う。私が感じている，1つの方法が，対話やミーティングなんです。

違う経験だけどあり得ること

　ダルクのミーティングでは，そこに集まる参加者のそれぞれが，それぞれのあり方で，その場で語ったり，聴いたり，していきます。何かを結論づけたりせず，お互いの存在を，お互いの経験を，お互いが感じるありのままを，それらが"ある"ことを感じる時間を過ごしているように感じます。そこでの語りは，人を直視するためにあるのではなくて，お互いがお互いを感じていくためにあるように感じます。

　生きていくうえで，不安もあるし後悔もあるかもしれないし，他の人と比べたら自分を小さく見てしまうこともあるかもしれない。失ったものやこと，持っていないものやことを数えたら，きりがないしやるせなくなる。そんな気持ちになるとき，もしかしたら，人は，人に頼れないと行為に頼るのかもしれません。ここでの「頼る」というのは，もしかしたら，やるせなさを感じる自分を受け入れてそれでも前に歩いていくためには，自分の存在を否定しないでい

られる場や空間が必要なのかもしれません。

　私も，私以外の研修参加者の方々も，それぞれに感慨深い発見をしていたように思います。

　では，参加者の感想を1つ紹介します。

　「日々の仕事の中で，自信や正解を見失ってしまったこと，迷いなどがあり，今回の研修参加は，ある意味答え探しの目的もありました。2日間の研修の中で，回復している，あるいは回復過程にある生活者の方々の生の声に接することができたことは大きく，焦ることなくゆっくりかかわっていくことの大切さ，回復を信じ続けることの大切さなど，あらためて地域での支援の原点に立ち返ることができたと感じております。また，これまでやってきたことや考え方が間違ってはなかったと確認できたこと，自分に足りないものに気付かせていただいたこともあり，たいへん有意義な研修会でした。今回の研修にあたり，自身の痛みの部分も含めてお話しを聞かせていただいたダルクの方々，講師の先生，短い時間ではありましたが語り合うことができた参加者のみなさま，日精看の役員の皆様，本当にありがとうございました」

54 Next Step

聞いてはじめてわかること（4）

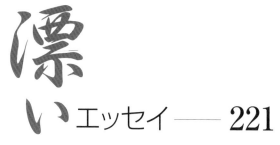

坂田三允の

漂いエッセイ—— 221

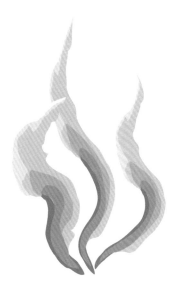

フィフティーズ

ダンボールに詰め込まれたまま放置されていた古い本を整理しようと開けたら，全3巻もあるデイヴィッド・ハルバースタムの「ザ・フィフティーズ—1950年代アメリカの光と影」（新潮社，2002）なる本が出てきた。そのままブックオフに持っていくという選択肢がないわけではなかったが，帯封に「9.11テロ後のアメリカはどこへ行くのか？（第1巻）」「なぜアメリカはかくも憧れの対象となり，なぜアメリカはこうも嫌われる存在なのか（第2巻）」「この矛盾に満ちた魅力的な国を形作ったアメリカの巨人たちの栄光と悲惨（第3巻）」とあった。

太字で大きく書かれるのがふさわしいほどの「ド」「田舎」で生まれ育った私が，歴史や社会問題として学校で学んだ（ほとんど覚えていない）アメリカではなく，現実的に自分とかかわりがあるものとして意識したのは中学2年生か3年生になってからのことだったと思う。ラジオから流れてきたのが，「ウエスト・サイド・ストーリー」の「トゥナイト」だった。映画が日本で封切られたのはもっと後だったような気がするけれど，先

輩がジョージ・チャキリスの真似をして足を高く上げた途端にズボンが破れたという噂が流れたことを覚えている。そしてもう少し強くアメリカを感じたのは高校2年生か3年生のときだった。ガス・バッカスという歌手の「恋はスバヤク」がラジオから流れたときだった。ヒットチャートの1位が何週間か続いた。軽快でおしゃれに感じたことを覚えている。アメリカは憧れの対象だった。

いずれにしても，1950年代のアメリカは私にとって無関係だし，まったく知らない世界のことだった。でも，だからこそというべきか，読んでみたくなった。通勤時間しか読書に使える時間がない私でも少しずつ読み進めれば何とかなると思った。しかし，聞いたこともないような横文字の名前が大量に出てくると，あれこの人は誰だっけと数ページ戻って確認しなければならなかったりして，読み終えるまでにとても時間がかかってしまった。でも，読んでよかったと思っている。

「マクドナルド兄弟」では，兄弟がどのようにして現在のようなシステムをつくりあげたかが述べら

坂田三允
さかた みよし
多摩あおば病院看護部顧問（東京都東村山市）

Miyoshi SAKATA
TADAYOI ESSAY

れる。1930年，マクドナルド兄弟は，アメリカ北東部を覆った不況嵐にあおられて，織物と靴の工場をたたまざるを得ず，故郷を離れて，カリフォルニアに向かったがどこもかしこも不景気で，やることなすこと失敗続きだった。しかし，兄弟はアメリカ社会に起こりつつある根本的な変化と，「なかでも人々の自宅と職場に絡む変化が食事の仕方にも影響を及ぼすことにより早く気がついた」。2人が知る限り，近所でなんとか儲けを出しているのはホットドッグスタンドだけだった。1937年，二人は競馬場の近くでスタンドを開いた。好調だったがレースシーズンが終わると，客足がばったり途絶えた。大きな都市でなければとダメだと思った兄弟は，人口10万人ほどの工業都市に小さなドライブインレストランを開いた。店は開店早々から大繁盛だったが，それゆえ，待ち時間が長くなる。お客は文句を言わなかったが，じりじりして待っていることを肌で感じ，世の中は何もかもスピードアップの時代。スーパーマーケットはセルフサービスに変わっている。2人で遅れの原因を探る作業に取りかかり，

セルフサービスで，メニューも一番売れ行きのよいハンバーガーに絞ることにした。1948年店を機械化し，調理場に流れ作業方式を取り入れたのである。そしてマクドナルドは世界に広がっていく。ちなみに日本の第1号店はそれから23年後，日本橋三越で開店している。観察する力と決断する力なのかな。それはどんなことにも言えることだ。「決断」にはある意味大きな勇気がいる。なかなかできることではないような気もする。

遠い昔に聞いたことだけれど，すっかり記憶から遠のいていた第五福竜丸の話が第2巻の「フーヴァーの帝国」に登場する。1954（昭和29）年3月1日のことだ。私はまだ子どもだったけれど，大きな出来事だったので，とてもひどいことがあったということは頭のどこかにしまわれていたらしい。そのときに感じた怒りと言うほどきちんとしたものではないけれど，アメリカはひどいことをする国だと言うような気持ちがふっと蘇った。理論物理学者で「原爆の父」といわれるオッペンハイマーさんのことは第1巻の「戦慄の兵器」に出てくるが，オッペンハイマーさ

んは水爆の開発には反対だったという。「サイクロトロンの木曽理論で著名な物理学者，アーネスト・ローレンスによれば，長崎に原子爆弾が投下された翌日，オッペンハイマーは暗く憔悴しきった表情でこう呟いていたという──ヒロシマ，ナガサキの死者たちよりも，生者の方が幸運だといえるのだろうか」。今年は「オッペンハイマー」という映画が上映されたこともあって，たまたまネットでNHK NEWS WEBを眺めていたら，「オッペンハイマー“涙流し謝った”通訳証言の映像見つかる」という記事に出会った。「オッペンハイマーが，終戦の19年後に被爆者とアメリカで面会し，この際，『涙を流して謝った』と立ち会った通訳が証言している映像が広島市で見つか」ったという。謝るという行為をとおしてオッペンハイマーさんは少しでも重荷を下ろすことができたのならよいのだけれど。世界では，いまも戦争が続いている。ボタン1つで何人もの人が亡くなってしまう。そんなことのない世界は夢物語でしかないのだろうか。

月刊 精神科看護
THE JAPANESE JOURNAL OF PSYCHIATRIC NURSING

NEXT ISSUE
次号予告

2024年8月20日発売

2024 9

特集

精神疾患とがん看護

精神疾患がありながらがん治療を行うということ
精神科病院での疼痛アセスメントとコントロール
精神科病院でのがん看護の実際

EDITING POST SCRIPT

◆8月号の制作を終えるころには7月にも入っておりまして,「1年の半分が終わりました！」「いや～早いですね～」なんていう話をよく見聞きする現在です。しかしこの会話,毎月のように聞きますよね(もう1月,もう2月,もう3月……)。たしかにもうそんな時間が経っているのかと感じつつ,でも1月のことを思い出せと言われたら遠い昔のようにも思われます。体感と記憶に若干ずれが生じるからこそ,みんな新鮮に驚いてしまうのでしょうか。忙しいと目の前のことをこなすだけでいっぱいいっぱいになってしまいがちですから,あらためて1日を大切にしていかなければなと反省する次第です。　　　　　(C)

◆企画とか考えるじゃないですか。そうすると「この話は以前も扱ったからなぁ(今回はよしとこう)」とこうなるわけです。でも実際のところ,「以前もやった」と考えるのは企画立案者のなかだけにある一本のストーリーを前提としているわけで,読者のみなさまにとっては新鮮なテーマであったりすることもあるわけです。そんなあたりまえのことを忘れて,「前もやったから」と掲載の優先順位を下げてしまう。これってちょっと独我的だよな,と思ったりします。とはいえ「企画立案者のなかだけにある一本のストーリー」をたいせつにしたい気持ちもあったりして,ンモーどうしようかしらなどと悶々とする日々です。要するに誌面づくりにご意見いただければということです。　　　　　(S)

STAFF

◆月刊『精神科看護』編集委員会 編
　金子亜矢子(一般社団法人日本精神科看護協会)
　佐藤恵美子(一般財団法人聖マリアンナ会東横惠愛病院)
　明間正人(医療法人昨雲会飯塚病院)

◆協力
　一般社団法人日本精神科看護協会

◆EDITOR
　霜田 薫／千葉頌子

◆DESIGNER
　田中律子／浅井 健

◆ILLUSTRATOR
　BIKKE

◆発行所
　(株)精神看護出版
　〒140-0001 東京都品川区北品川1-13-10
　　　　　　　ストークビル北品川5F
　TEL.03-5715-3545 ／ FAX.03-5715-3546
　https://www.seishinkango.co.jp
　E-mail　info@seishinkango.co.jp

◆印刷　山浦印刷株式会社

2024年8月号　vol.51　No.8　通巻387号
2024年7月20日発行
定価1,320円(本体価格1,200円＋税10％)
ISBN978-4-86294-291-3

精神科看護

定期購読のご案内
月刊「精神科看護」は定期購読をおすすめします。送料は無料でご指定のご住所へお送りいたします。バックナンバーからのお申し込みも可能です。購読料,各号の内容,申し込み方法などは小社webサイト(https://www.seishinkango.co.jp/)をご確認ください。